Estimulação da Linguagem no Transtorno do Espectro Autista – TEA

Exercícios e Atividades

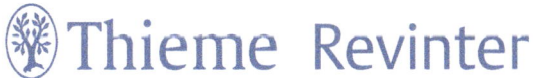

Estimulação da Linguagem no Transtorno do Espectro Autista – TEA
Exercícios e Atividades

Mariana Paes Leme Hypólito
Fonoaudióloga e Pedagoga
Especialista em Dificuldades de Aprendizagem, Educação Especial e Inclusiva pela UERJ
Consultora de Educação Especial e Inclusiva em Escolas
Coautora do Livro Exercícios de Linguagem (Editora Revinter, 2012)
Coordenadora do Serviço de Fonoaudiologia da Empresa MH PHONO'S, RJ
Palestrante de Cursos de Capacitação em Educação Especial e Inclusiva
Especialista em Linguagem pela UVA

Thieme
Rio de Janeiro • Stuttgart • New York • Delhi

Dados Internacionais de Catalogação na Publicação (CIP)

H998e

Hypólito, Mariana Paes Leme
Estimulação da Linguagem no Transtorno do Espectro Autista – TEA: Exercícios e Atividades/Mariana Paes Leme Hypólito. – 1. Ed. – Rio de Janeiro – RJ: Thieme Revinter Publicações, 2018.

206 p.: il; 14 x 21 cm.
ISBN 978-85-5465-098-8

1. Fonemas. 2. Exercícios. 3. Estimulação da Linguagem. I. Título.

CDD: 616.898
CDU: 616.896

Contato com os autores:
mhphonos.fono@gmail.com

Nota: O conhecimento médico está em constante evolução. À medida que a pesquisa e a experiência clínica ampliam o nosso saber, pode ser necessário alterar os métodos de tratamento e medicação. Os autores e editores deste material consultaram fontes tidas como confiáveis, a fim de fornecer informações completas e de acordo com os padrões aceitos no momento da publicação. No entanto, em vista da possibilidade de erro humano por parte dos autores, dos editores ou da casa editorial que traz à luz este trabalho, ou ainda de alterações no conhecimento médico, nem os autores, nem os editores, nem a casa editorial, nem qualquer outra parte que se tenha envolvido na elaboração deste material garantem que as informações aqui contidas sejam totalmente precisas ou completas; tampouco se responsabilizam por quaisquer erros ou omissões ou pelos resultados obtidos em consequência do uso de tais informações. É aconselhável que os leitores confirmem em outras fontes as informações aqui contidas. Sugere-se, por exemplo, que verifiquem a bula de cada medicamento que pretendam administrar, a fim de certificar-se de que as informações contidas nesta publicação são precisas e de que não houve mudanças na dose recomendada ou nas contraindicações. Esta recomendação é especialmente importante no caso de medicamentos novos ou pouco utilizados. Alguns dos nomes de produtos, patentes e *design* a que nos referimos neste livro são, na verdade, marcas registradas ou nomes protegidos pela legislação referente à propriedade intelectual, ainda que nem sempre o texto faça menção específica a esse fato. Portanto, a ocorrência de um nome sem a designação de sua propriedade não deve ser interpretada como uma indicação, por parte da editora, de que ele se encontra em domínio público.

© 2018 Thieme Revinter Publicações Ltda.
Rua do Matoso, 170, Tijuca
20270-135, Rio de Janeiro – RJ, Brasil
http://www.ThiemeRevinter.com.br

Thieme Medical Publishers
http://www.thieme.com
Capa: Thieme Revinter Publicações

Impresso no Brasil por Forma Certa Gráfica Digital Ltda.
5 4 3 2
ISBN 978-85-5465-098-8

Todos os direitos reservados. Nenhuma parte desta publicação poderá ser reproduzida ou transmitida por nenhum meio, impresso, eletrônico ou mecânico, incluindo fotocópia, gravação ou qualquer outro tipo de sistema de armazenamento e transmissão de informação, sem prévia autorização por escrito.

Apresentação

Este livro veio em um momento onde existe a necessidade de elaboração e adequação de exercícios estruturados para crianças com autismo em fase de alfabetização.

O autismo é um transtorno que afeta o desenvolvimento da criança, comprometendo não só a maneira como ela se comunica e interage socialmente como também o processo de aprendizagem e alfabetização.

Pensando nisso, o conteúdo deste livro ajuda não só os profissionais, como também seus familiares a aprenderem e ensinarem as crianças a ter uma aprendizagem efetiva e com significado, mostrando a viabilidade da realização das atividades por todos, com a supervisão de profissionais especializados.

O que muda nessa abordagem é a forma de apresentação das atividades, que foram baseadas no método multissensorial e na abordagem do modelo estruturado de ensino.

Clarissa Betim Paes Leme
Mediadora da Clínica MH Phono's

Introdução

O autismo é um transtorno do desenvolvimento que apresenta grandes desafios para aqueles que atuam e oferecem serviços para esta população.

A definição de autismo, de acordo com o DSM-IV, é um transtorno no qual as pessoas manifestam as seguintes características: prejuízos na interação social, problemas de comunicação e atividades e interesses repetitivos, estereotipados e limitados.

Crianças e adolescentes com um dos Transtornos do Espectro do Autismo (TEA) têm sido identificados com maior frequência do que ocorria até poucos anos atrás. Estima-se, atualmente, que a prevalência seja de um indivíduo afetado em cada 100 pessoas, aumento significativo em relação às taxas observadas há algumas décadas. O aumento da identificação ocorre, possivelmente, porque essas condições são mais conhecidas atualmente e porque os critérios diagnósticos são mais abrangentes.

É necessário lembrar a grande variabilidade na apresentação dos TEA, no que diz respeito tanto aos prejuízos em interação social, comportamento e comunicação quanto ao grau de eventual comprometimento intelectual. Estima-se que cerca de 50% das pessoas com TEA apresentem algum grau de deficiência intelectual.

Este trabalho é o resultado das minhas experiências e reflexões sobre a prática fonoaudiológica e das suas inquietações no que se refere ao trabalho com crianças no transtorno do espectro do autismo.

Ensinar pessoas com autismo a ler pode ou não ser um desafio.

Acreditar nas competências e habilidades das crianças que estão no espectro é o primeiro passo.

O trabalho aqui apresentado pretende ser um passo inicial de auxílio aos educadores que necessitam de informações confiáveis e orientações possíveis de serem implementadas dentro e fora do ambiente escolar. Logo, é um instrumento complementar à terapia fonoaudiológica, uma vez que seus exercícios são apresentados de forma objetiva, simples e eficiente.

É claro que não se pretende esgotar aqui esse complexo assunto, mas, sim, possibilitar o mínimo de conhecimento necessário para um trabalho que vai além da terapia fonoaudiológica.

As atividades foram baseadas no método multissensorial, uma vez que as atividades se utilizam de várias "entradas neuropsicológicas" para a aquisição da aprendizagem tanto escrita quanto falada.

Sumário

1 FONEMAS 1
   Letra A 1
   Letra B 7
   Letra C 14
   Letra D 21
   Letra E 28
   Letra F 34
   Letra G 41
   Letra H 48
   Letra I 55
   Letra J 62
   Letra L 69
   Letra M 76
   Letra N 84
   Letra O 91
   Letra P 97
   Letra Q 105
   Letra R 110
   Letra S 117
   Letra T 124
   Letra U 131
   Letra V 138
   Letra Z 145

2 DIFERENÇAS ENTRE LETRAS FONETICAMENTE SEMELHANTES ... 149

3 ADIVINHE O QUE É O QUE É 155
   O Que É O Que É 155
   Responda as Advinhas Abaixo 157

4 TRAVA-LÍNUA 159

5 CATEGORIA 161
6 APONTE O QUE SERVE PARA 163
7 CORES 165
8 OBSERVAÇÃO DE CENAS 169
9 VERBOS DE AÇÃO 179
10 OPOSTOS 185
11 COMPLEMENTAÇÃO DE FRASES 189
12 ABSURDOS 191
13 SERIAÇÃO 193

Estimulação da Linguagem no Transtorno do Espectro Autista – TEA
Exercícios e Atividades

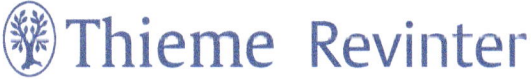

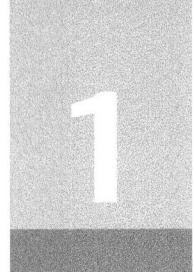

FONEMAS

LETRA A

1. Descubra a letra **A** nas palavras e circule-a:

Abacate	Sujeira	Tomate	Cebola	Dentadura	Carne
Cama	Anel	Lápis	Boneca	Sabonete	Ave
Bola	Cadela	Avental	Torneira	Tomada	Vaca

2. Escreva o número de vezes que você movimenta a boca para falar as palavras abaixo:

Amor	
Anta	
Amarelo	
Abajur	
Abacate	
Amigo	
Anel	
Anjo	
Aquarela	
Arco	

3. Complete as palavras abaixo com a vogal que falta:

__b__c__te   Igrej__   Cebol__   __bóbor__   __nel

Boc__   P__ss__rinho   __rco   F__d__   Escol__

T__tu   P__p__i   Bonec__   C__mis__   __belh__

4. Desenhe 4 objetos que comecem com a letra **A**:

FONEMAS | 3

5. Quantos **As** você consegue escutar nas palavras abaixo:

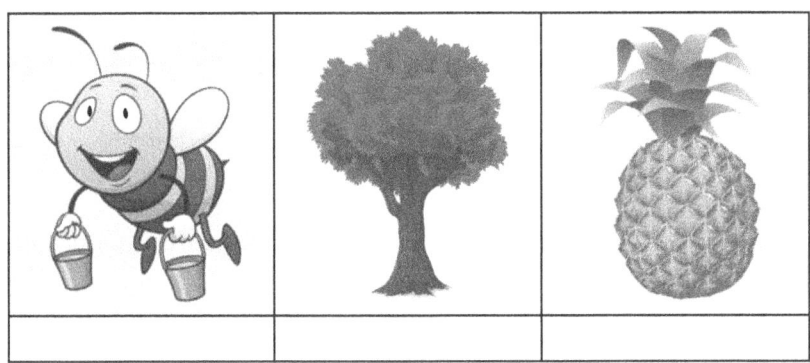

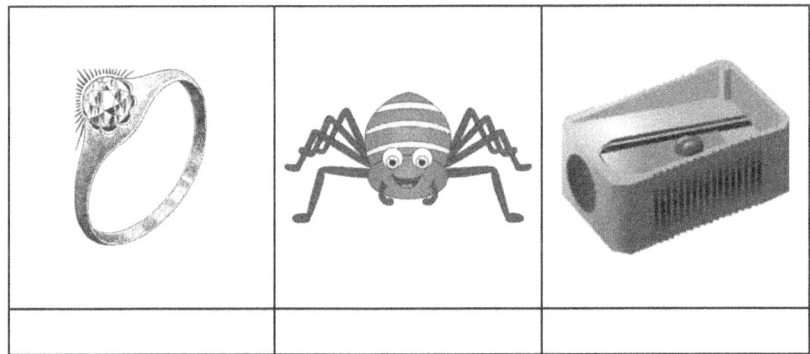

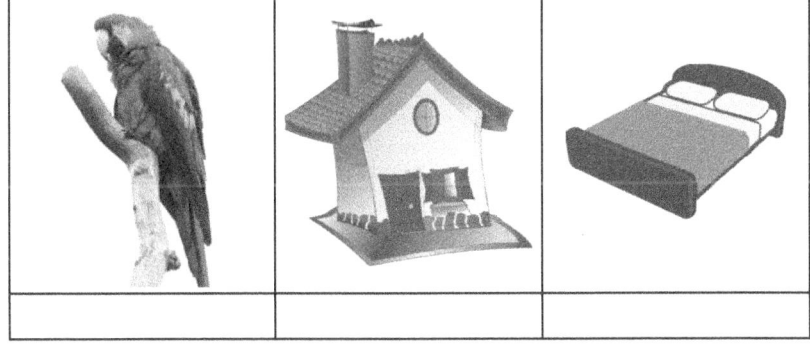

6. Observe e indique se a vogal **A** se encontra na sílaba que está no início, no meio ou no fim da palavra:

Cabide – ☐ ☐ ☐

Bola – ☐ ☐

Mochila – ☐ ☐ ☐

Alho – ☐ ☐

Abajur – ☐ ☐ ☐

Tomate – ☐ ☐ ☐

Borracha – ☐ ☐ ☐

Cenoura – ☐ ☐ ☐

Banana – ☐ ☐ ☐

Apito – ☐ ☐ ☐

7. Pinte todas as letras **A** de uma cor e as letras **a** de outra:

l	a	d	i	A	c	r	a	l	A	q	o	c	a	r
t	A	s	q	a	C	A	z	a	h	a	t	y	A	o
s	b	A	c	g	k	C	a	o	a	p	A	j	a	a
A	v	n	u	a	A	q	h	C	h	i	b	A	a	m
a	h	a	d	C	f	X	c	s	A	c	q	A	t	C
r	X	e	a	h	a	q	a	m	g	h	A	q	a	A
a	e	u	x	A	c	k	a	z	A	A	k	p	f	a
l	c	k	A	l	s	c	m	c	w	d	a	o	A	k
y	d	l	a	c	q	a	k	e	a	l	C	i	v	a
f	A	K	d	c	q	a	i	d	A	p	q	A	a	c
A	a	l	a	m	D	o	a	C	l	A	n	b	a	w
v	u	c	c	C	p	j	C	a	C	p	x	C	u	A
l	e	a	j	r	A	z	n	a	j	A	w	k	A	c
a	c	e	C	t	w	ç	A	s	C	r	A	s	a	e
i	v	A	c	a	L	q	c	a	r	A	m	o	p	a

FONEMAS | 5

8. Circule o nome das figuras:

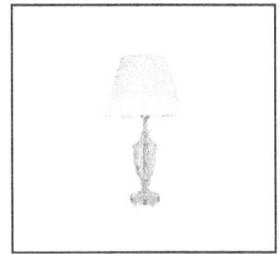
Abajur – Atajur

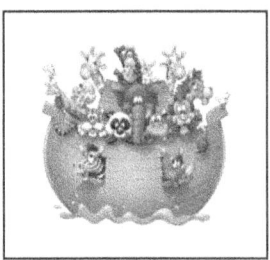
Atlas – Arca

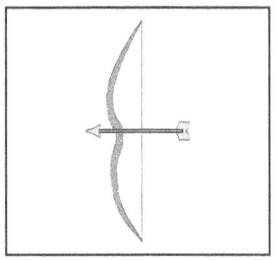
Aro – Arco

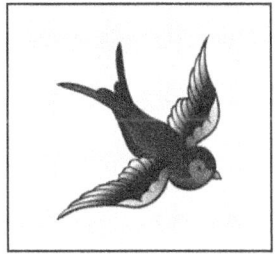
Pandorinha – Andorinha

9. Leia o nome do quadro e escreva-o na figura correspondente:

Anta	Aniversário	Água	Abóbora	Arara	Árvore

FONEMAS | 7

LETRA B

1. Escreva o número de vezes que você movimenta a boca para falar as palavras abaixo:

Batuque	
Beijo	
Beleza	
Bote	
Batata	
Biscoito	
Biblioteca	
Bofetada	
Búfalo	
Bengala	

2. Descubra a letra **B** nas palavras e circule-a:

Abacate	Bobeira	Bomba	Cebola	Gibi	Boi
Cabide	Balde	Ambulância	Boneca	Sabonete	Bica
Bernardo	Bicicleta	Bebida	Bonito	Cabana	Beto

3. Pinte todas as letras **B** de azul:

b	p	p	b	p	b	b	b	p	b
p	p	b	p	b	b	p	p	b	p
p	b	p	b	p	b	b	p	p	b
b	p	b	p	b	b	p	b	b	p
b	p	p	b	p	p	b	p	b	b
p	b	b	b	p	b	p	b	p	p
b	p	b	p	p	b	p	p	b	p
p	b	p	p	b	p	b	b	p	b

4. Pinte as letras **B** de uma cor e as letras **b** de outra:

B	a	d	i	b	b	r	B	l	B	q	o	b	B	r
t	c	s	q	b	B	B	z	a	h	b	b	y	B	o
s	b	B	b	g	k	B	B	o	b	p	B	j	b	b
B	v	n	u	B	b	q	h	B	h	i	b	B	b	m
b	h	c	d	B	f	X	b	s	B	b	q	B	t	B
r	X	e	B	h	b	q	B	m	B	h	B	q	a	b
B	e	u	x	B	b	k	b	z	B	B	k	p	B	a
l	b	k	B	l	s	b	m	b	w	B	a	o	B	k
y	d	l	B	b	q	S	k	e	B	l	B	i	v	B
f	b	K	d	b	q	B	i	b	B	p	q	B	a	b
B	B	l	w	m	D	o	b	B	l	b	n	b	b	w
v	u	b	b	B	p	j	B	a	B	p	x	B	u	t
l	e	B	j	r	b	z	n	B	j	l	w	k	B	b
p	b	e	B	t	w	ç	y	c	B	r	b	s	b	e
i	v	C	c	a	L	q	c	c	r	j	m	o	C	c

FONEMAS | 9

5. Circule o nome das figuras:

 Bolo – Bola

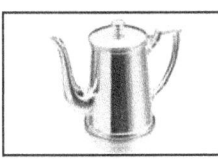 Bula – Bule

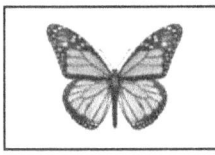 Borboleta – Bicicleta

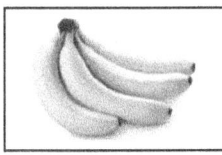 Baleia – Banana

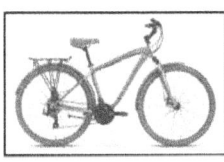 Bicicleta – Biblioteca

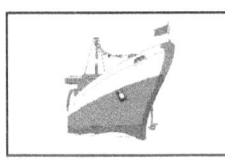 Barca – Barco

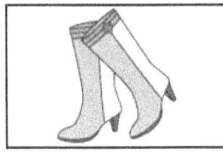 Boi – Botas

6. Observe e indique se a consoante **B** se encontra na sílaba que está no início, no meio ou no fim da palavra:

Bigode – ☐ ☐ ☐

Bomba – ☐ ☐

Rabo – ☐ ☐

Bombocado – ☐ ☐ ☐ ☐

Abóbora – ☐ ☐ ☐ ☐

Sabão – ☐ ☐

Jaboti – ☐ ☐ ☐

Boneco – ☐ ☐ ☐

Tambor – ☐ ☐

Gibi – ☐ ☐

7. Quantos **Bs** você consegue escutar nas palavras abaixo? Depois de achar, vamos escrever a palavra?

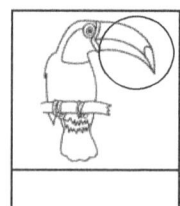 — 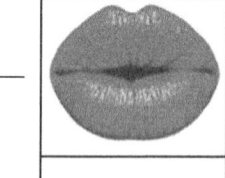 — 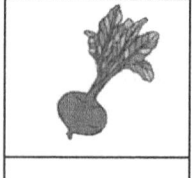 —

 — 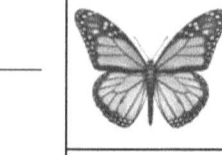 — 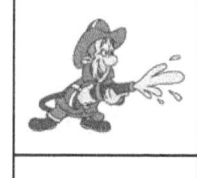 —

8. Desenhe 4 objetos que comecem com a letra **B**:

9. Palavras com a letra **B**:
    beijo – barril – tromba – balcão – besouro – brigadeiro – bolsa – sabonete – boneca – bonde – barriga – abacaxi – rabo – bolha – álbum – pomba – bola – batom – tubo – cabelo – cabide – biscoito – botão – reboque – ônibus – banquete – cabeça – cebola – bicicleta – cabana – cachimbo – bebida – abacate – rubi – tombo – bomba – bico – bonde – banda – lobo – banho – urubu – fubá – lambida – balanço – bosque – sabiá – gibi – bússola – bebê – barata – boneca – buzina – boliche – buquê – balaio – barraca – ballet – bezerro – bexiga – sabão – abóbora – cubo – bordado – goiaba – órbita – balcão – bolha – baleia – beleza – turbante – baile – bambu – sabido – abelha – lábios – bandido – bilhete – cabeçada – cobertor – bote – bocejo – coberta – berinjela – burro – barulho – barba – búfalo – bíblia – bandeira – bandeja – bailarina – boneco – globo – tabela – cabeleireira.

10. Frases com a letra **B**:
    – Pedro comprou um gibi na barraca do senhor Bruno.
    – Bárbara fez muitas bolhas de sabão na sua festa.
    – Fomos na pracinha levar a Bruna no balanço.
    – Isabella bebeu toda a bebida no copo de bico.
    – O boi brigou com o búfalo.
    – A bicicleta do Bernardo quebrou.
    – Consegui pegar o balão que subiu no balanço.
    – A buzina do ônibus faz: bibibibi.
    – Tenho um bonito bode de brinquedo.
    – Caiu o botão da blusa do Bruno e achei dentro da bermuda.
    – A barraca da Bianca é branca e emborrachada.
    – Comprei um suco de abacaxi com banana na Barra.
    – Beto bebeu toda a vitamina de abacate.
    – O boi comeu a bola bege de futebol do Fábio.
    – Ana tomou uma saborosa vitamina.
    – A bola de basquete do bebê sumiu.
    – No clube ganhei balas e brinquei de bola no balde.
    – Lavei minha cabeça na banheira com um sabonete em barra.
    – Recebemos um belo buquê.
    – A blusa branca caiu do cabide.
    – Fui de ônibus para Brasília com a banda do Bob.

FONEMAS

11. Leia o nome do quadro e escreva-o na figura correspondente:

| Bonde | Bode | Bebida | Biquini | Bife | Buzina |

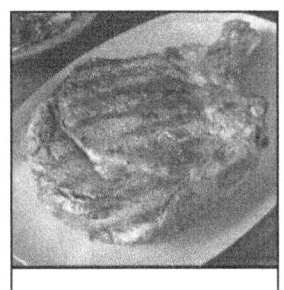

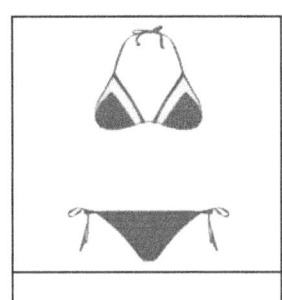

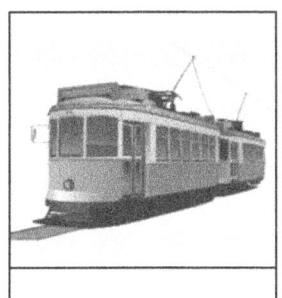

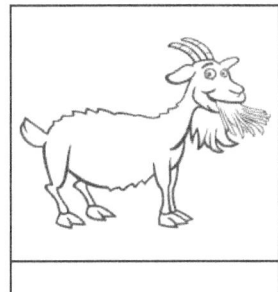

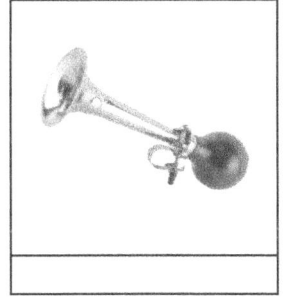

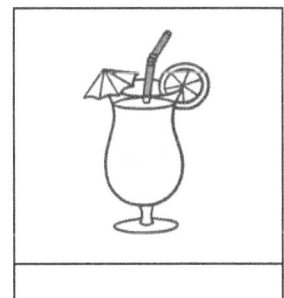

LETRA C

1. Escreva o número de vezes que você movimenta a boca para falar as palavras abaixo:

Cor	
Caramelo	
Corrida	
Cama	
Céu	
Cimento	
Caracol	
Curva	
Carro	
Cinza	

2. Pinte todas as letras **C** de uma cor e as letras **c** de outra:

C	a	d	i	c	c	r	C	l	C	q	o	c	C	r
t	c	s	q	c	C	C	z	a	h	c	c	y	C	o
s	b	C	c	g	k	C	C	o	c	p	C	j	c	c
C	v	n	u	C	c	q	h	C	h	i	b	C	c	m
c	h	c	d	C	f	X	c	s	C	c	q	C	t	C
r	X	e	C	h	c	q	C	m	C	h	C	q	a	c
C	e	u	x	C	c	k	c	z	C	C	k	p	C	a
l	c	k	C	l	s	c	m	c	w	C	a	o	C	k
y	d	l	C	c	q	S	k	e	C	l	C	i	v	C
f	c	K	d	c	q	C	i	c	C	p	q	C	a	c
C	C	l	w	m	D	o	c	C	l	c	n	b	c	w
v	u	c	c	C	p	j	C	a	C	p	x	C	u	t
l	e	C	j	r	c	z	n	C	j	l	w	k	C	c
p	c	e	C	t	w	ç	y	c	C	r	c	s	c	e
i	v	C	c	a	L	q	c	c	r	j	m	o	C	c

FONEMAS | 15

3. Circule o nome das figuras:

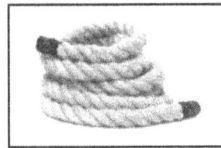 Corda – Corta

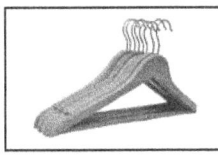 Palpite – Cabide

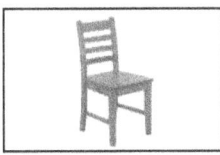 Caldeira – Cadeira

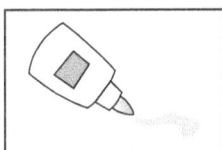 Cola – Mola

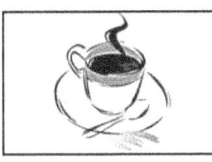 Pé – Café

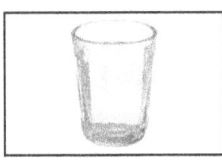 Copo – Moto

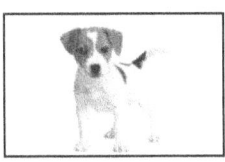 Mão – Cão

4. Desenhe 4 objetos que comecem com a letra **C**:

FONEMAS | 17

5. Observe e indique se a consoante **C** se encontra na sílaba que está no início, no meio ou no fim da palavra:

Caneca – ☐ ☐ ☐

Cadeira – ☐ ☐ ☐

Disco – ☐ ☐

Carta – ☐ ☐

Pescador – ☐ ☐ ☐

Abacaxi – ☐ ☐ ☐ ☐

Capacete – ☐ ☐ ☐ ☐

Vaca – ☐ ☐

Café – ☐ ☐

Jacaré – ☐ ☐ ☐

Cuco – ☐ ☐

Bicicleta – ☐ ☐ ☐ ☐

Faca – ☐ ☐

6. Quantos **Cs** você consegue escutar nas palavras abaixo? Depois de achar, vamos escrever a palavra?

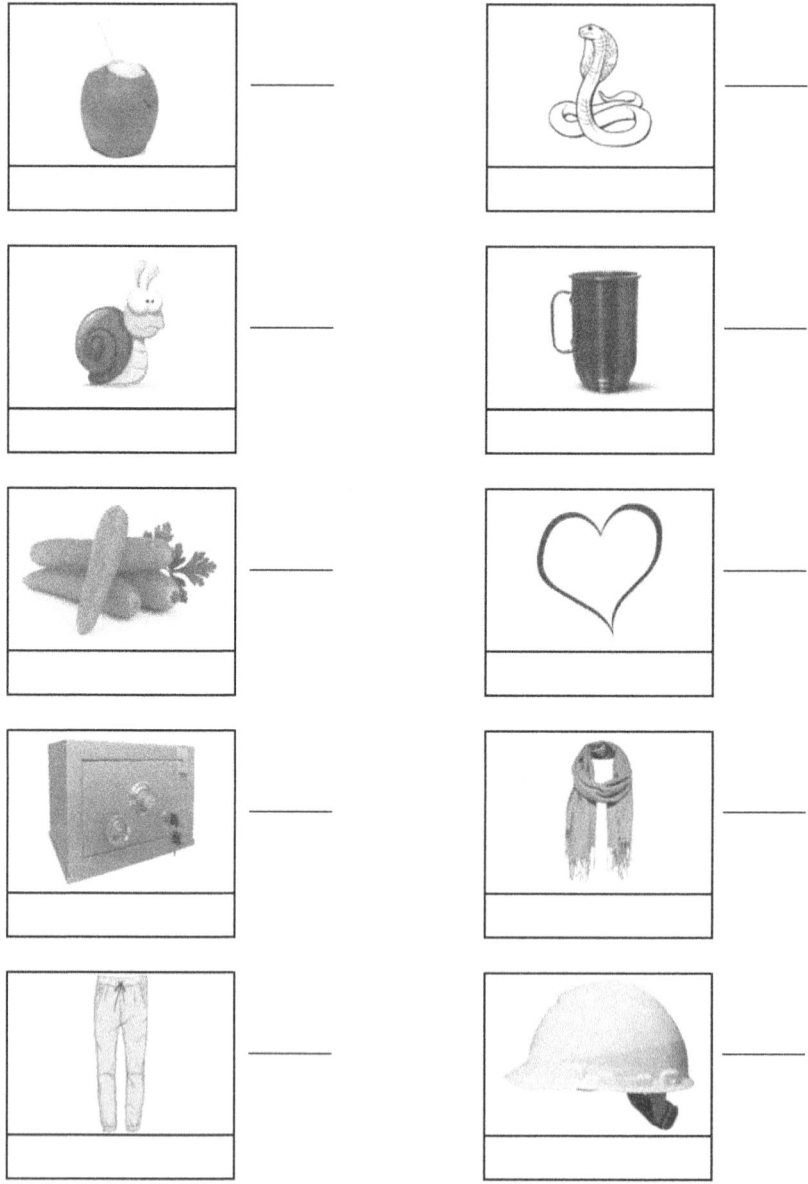

7. Palavras com a letra **C**:

sacola – porco – pipoca – escada – escola – secador – mágico – foca – coador – canivete – macarrão – coroa – coelho – cama – caqui – âncora – camisa – cueca – caranguejo – caderno – pescador – cacique – cavalo – cara – careca – caminhão – cinema – cinto – caneta – médico – cabo – careta – coqueiro – carro – corrida – colorido – colar – cadeira – cabra – caçador – couve – comida – corte – cortina – cubo – canguru – carretel – caudo – coruja – copo – camelo – carroça – pica-pau – carneiro – cachorro – caça – camundongo – carnaval – liquidificador – cinza – carne – cisne – caramelo – capa – porcaria – suco – cocada – colcha – cardápio – céu – combinado – cantiga – computador – cano – pacote – cozinha – escondida – carta – carpete

8. Frases com a letra **C**:
   - Carlos tomou chocolate quente e comeu caramelo.
   - Giulia caiu do cavalo pois correu como um cometa.
   - O copo de suco de caju congelou.
   - Comprei uma pipoca doce com o meu colega Celso.
   - Uma linda casinha de cachorro eu consegui consertar.
   - Dei uma cenoura bem comprida para o coelho da Páscoa.
   - O pescador pescou muito camarão e caranguejos.
   - Tomei um copo de coca porque tá muito calor.
   - Vimos um canguru no Canadá.
   - A correia do mcu carro quebrou.
   - Clarissa cortou seu cabelo muito curto no cabeleireiro.
   - A carroça estava cheia de cenoura, cocadas, carnes e canudos.
   - Escrevi uma carta de amor e coloquei na caixa de correio de alguém que acertou meu coração.
   - O carro levou dois macacos para o circo do Cacau.
   - O carneiro da casa da Carol é calmo e branco.
   - Fiz suco de caju batido com coco no liquidificador da Carmen.
   - Um bicho corcunda é o camelo.
   - Colocamos jacas na sacola de plástico.

9. Descubra a letra **C** nas palavras e circule-a:

Abacate	Cálculo	Cobra	Cebola	Coisa	Coca
Cabide	Escova	Ambulância	Boneca	Sacola	Bica
Corcovado	Bicicleta	Abacate	Carro	Cabana	Coco

10. Leia o nome do quadro e escreva-o na figura correspondente:

Cruz	Cisne	Carta	Coringa	Céu	Cereja

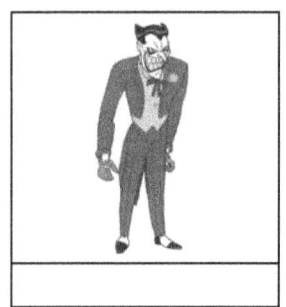

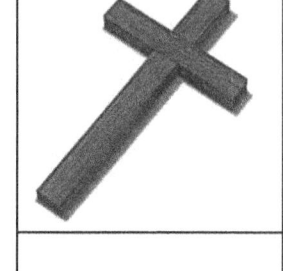

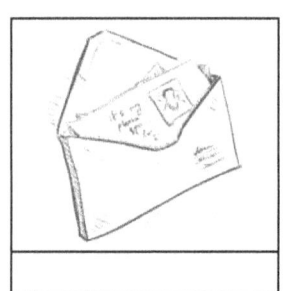

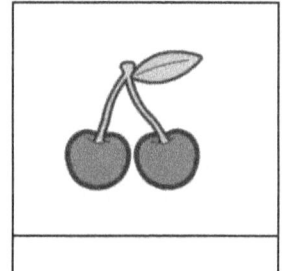

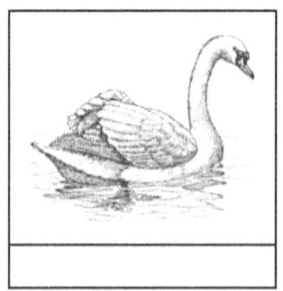

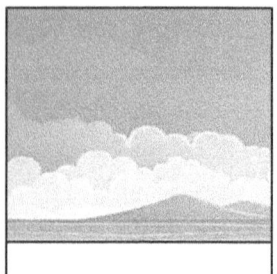

FONEMAS | 21

LETRA D

1. Escreva o número de vezes que você movimenta a boca para falar as palavras abaixo:

Dedo	
Dinheiro	
Dedal	
Dardo	
Dorminhoco	
Delegado	
Dinossauro	
Doce	
Duro	
Divino	

2. Pinte todas as letras **D** de uma cor e as letras **d** de outra:

d	a	d	i	f	D	r	s	l	d	q	o	d	r	D
t	d	s	q	D	D	c	z	a	h	d	c	y	D	o
s	b	d	D	g	k	d	d	o	D	p	D	j	d	d
d	v	n	u	D	d	q	h	D	h	i	b	d	d	m
d	h	c	d	D	f	X	c	s	d	D	q	d	t	D
r	X	e	D	h	d	q	D	m	d	h	d	q	a	c
D	e	u	x	D	d	k	c	z	D	D	k	p	d	a
l	d	k	D	l	s	d	m	c	w	c	a	o	D	k
y	d	l	d	D	q	S	k	e	D	l	d	i	v	D
f	D	K	d	c	q	D	i	d	d	p	q	D	a	d
D	d	l	w	m	D	o	c	f	l	c	n	b	d	w
v	u	d	D	d	p	j	D	a	d	p	x	d	u	t
l	e	d	j	r	d	z	n	D	j	l	w	k	D	d
p	D	e	d	t	w	ç	y	d	D	r	d	s	c	e
d	v	D	c	a	L	q	d	D	r	j	m	o	D	c

3. Desenhe 4 objetos que comecem com a letra **D**:

FONEMAS | 23

4. Observe e indique se a consoante **D** se encontra na sílaba que está no início, no meio ou no fim da palavra:

Dente – ☐ ☐

Domador – ☐ ☐ ☐

Tomada – ☐ ☐ ☐

Padaria – ☐ ☐ ☐ ☐

Moeda – ☐ ☐ ☐

Desenho – ☐ ☐ ☐

Índio – ☐ ☐ ☐

Médico – ☐ ☐ ☐

Dentista – ☐ ☐ ☐

Fechadura – ☐ ☐ ☐ ☐

5. Quantos **Ds** você consegue escutar nas palavras abaixo? Depois de achar, vamos escrever a palavra?

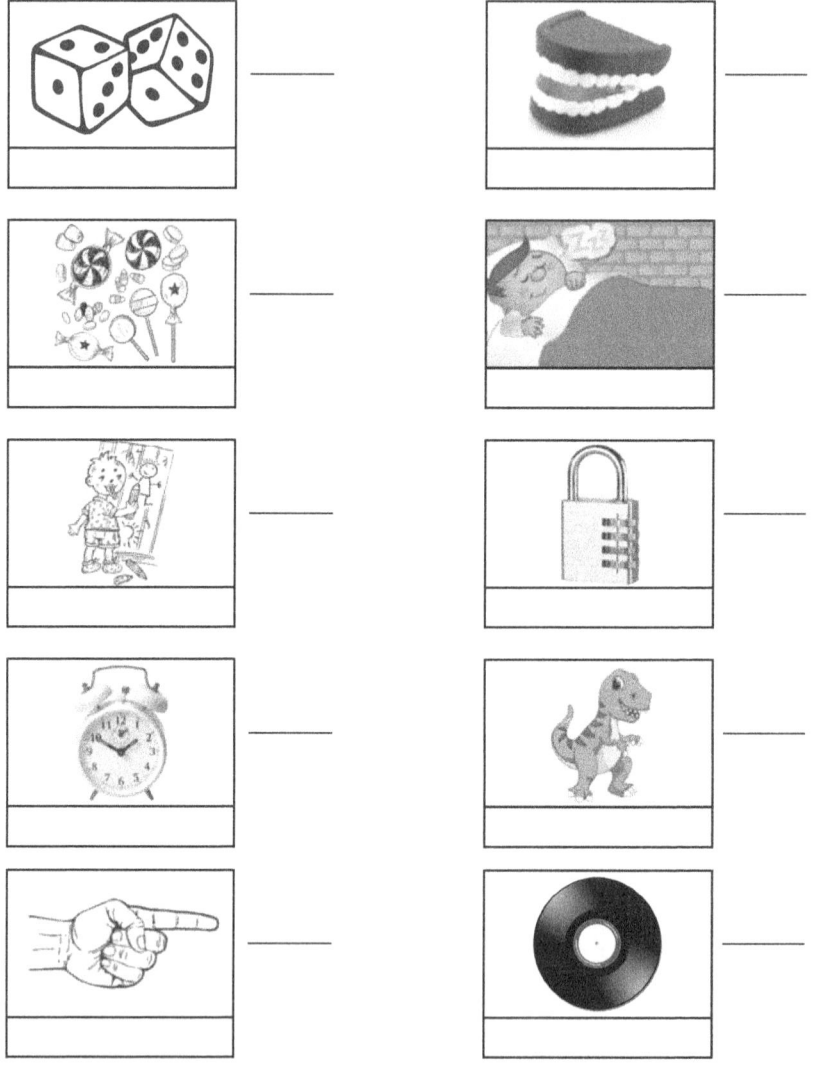

FONEMAS

25

6. Circule o nome das figuras:

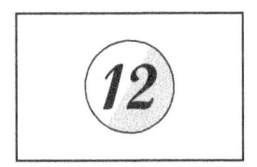

Doze – Pose

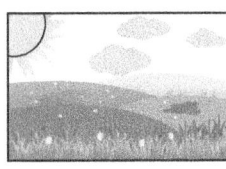

Pia – Dia

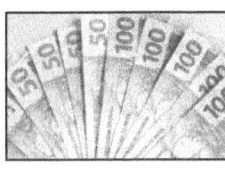

Dinheiro – Banheiro

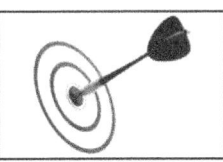

Pardo – Dardo

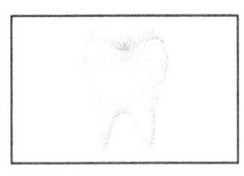

Dente – Pente

7. Palavras com a letra **D**:
   divertido – rede – caderno – disco – dólar – gelado – doce – domador – dose – dupla – dirigir – dez – doze – dois – dia – corda – data – doente – dever – bebida – bandeja – deitado – banda – lâmpada – dardo – algodão – cabide – fralda – duelo – depressa – bonde – dominó – renda – ducha – moedor – grande – diploma – bode – dino – madeira – depósito – tenda – farda – ventilador – mundo – direção – calculadora – roda – jogador – penteado – brinde – enchada – enrolado – balde – nadar – brinquedo – soldado – acampando – apontador – verde – bigode – chegada – guarda – avenida – barbeador – vestido – espada – rádio – sardinha – gado – verdura – ferradura – babador – tecido – parede – roda – remédio – machucado – delícia – dorme – andorinha – delegado – telhado – dama – dinheiro – docente – diva – empada – bandeira – bandido – desconto – dragão – Doriana – Dora – Pedro – pedra – deixa – desenho – dentuço

8. Frases com a letra **D**:
   - Pedro deitou na cama doente e com dor.
   - O soldado ganhou uma farda verde.
   - A banda do Durval tocou na fazenda o dia todo.
   - O doce de marmelada estava uma delícia.
   - Tem macarronada na frigideira dentro da geladeira.
   - Que vontade de tomar uma bebida geladinha!
   - Vi a boiada passando com os boiadeiros.
   - Dudu derrubou a Débora do escorregador.
   - No deserto de dia vi a bandeira do Brasil.
   - O dentista demorou a arrancar meu dente.
   - Tem dinheiro embaixo da cadeira da tia Dadá.
   - Meu prédio tem sempre um vendedor vendendo doces.
   - Giulia pediu um brinquedo diferente de Natal.
   - Andamos até encontrar a criançada assistindo o domador de dragões pelo cercado.
   - Domingo é dia de dormir até tarde.
   - Fomos viajando pela Disney até encontrar o Donald.
   - A espada foi encontrada no dormitório dos soldados.
   - Adorei a cadeira do tio Didi.
   - Fernando saiu correndo e foi logo balançando seu diploma de vencedor por aí.
   - A cadeira foi derrubada pela forte ventania.
   - Comi uma rabada de uma garfada só.

FONEMAS | 27

9. Descubra a letra **D** nas palavras e circule-a:

Balde	Bandeira	Redondo	Nado	Goiabada	Dia
Cabide	Balde	Pagode	Bondinho	Moda	Cada
Bernardo	Caderno	Bebida	Droga	Bode	Dino

10. Leia o nome do quadro e escreva-o na figura correspondente:

| Dormir | Dólar | Danone | Delegado | Ducha | Dividir |

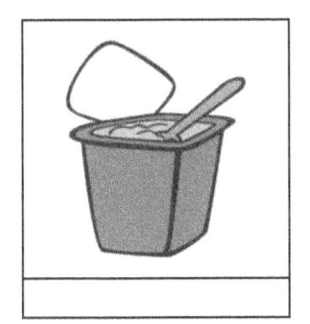

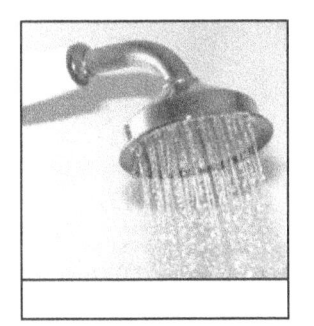

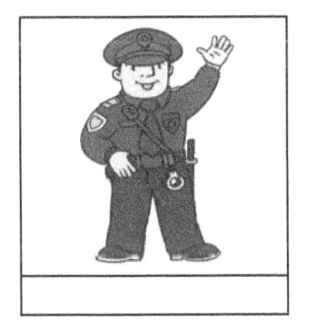

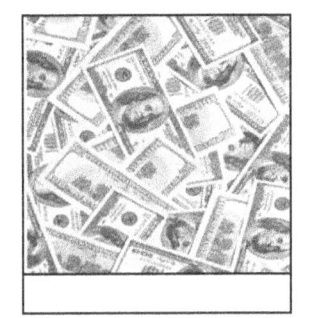

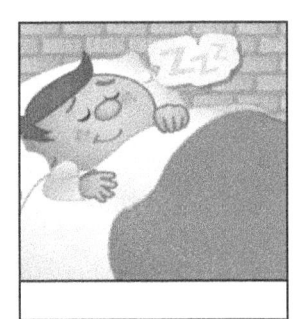

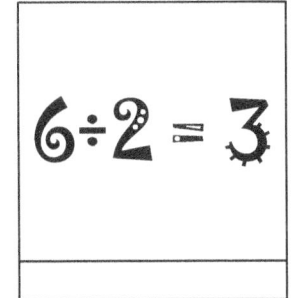

LETRA E

1. Escreva o número de vezes que você movimenta a boca para falar as palavras abaixo:

Estojo	
Escola	
Empada	
Estrela	
Elástico	
Espinho	
Enrolado	
Especial	
Esperto	
Eca	

2. Complete as palavras abaixo com a vogal que falta:

Tomat__   C__noura   __spinafr__   P__dro   can__ta   r__lógio   coton__t__   t__l__fon__   v__rm__lho   or__lha   cim__nto   an__l   __str__la   __smalt__   __l__fant__   __stojo   pr__dio   s__ta

3. Risque a letra **E** nas palavras abaixo:

Elefante	Telefone	Cimento	Empada	Tonelada	Enfeite
Tesoura	Estrela	Boneca	Meia	Ventilador	Vento
Surpresa	Tempero	Papel	Estante	Fantoche	Teto

FONEMAS

4. Pinte todas as letras **E** de uma cor e as letras **e** de outra:

E	a	d	i	c	e	r	E	l	e	q	o	E	e	r
t	e	s	q	c	E	E	z	a	h	e	e	y	E	o
s	b	C	e	g	k	E	E	o	e	p	E	j	e	c
E	v	n	u	E	e	q	h	E	h	i	b	E	e	m
e	h	e	d	C	f	X	e	s	E	e	q	E	t	E
r	X	e	E	h	c	q	E	m	E	h	E	q	a	c
E	e	u	x	E	e	k	e	z	E	E	k	p	E	a
l	e	k	E	l	s	c	m	c	w	E	a	o	E	k
y	d	l	E	e	q	S	k	e	E	l	E	i	v	E
f	e	K	d	e	q	E	i	c	E	p	q	E	a	e
E	E	l	w	m	D	o	e	E	l	e	n	b	c	w
v	u	c	e	E	p	j	E	a	E	p	x	E	u	t
l	e	E	j	r	c	z	n	E	j	l	w	k	E	c
p	c	e	E	t	w	ç	y	e	E	r	e	s	c	e
i	v	E	e	a	L	q	e	e	r	j	m	o	E	e

5. Circule o nome das figuras:

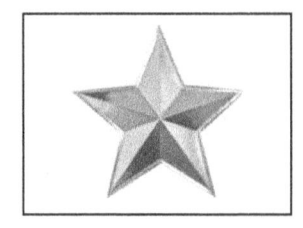

Estrela – Planeta

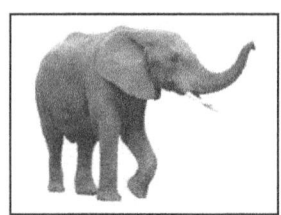

Estante – Elefante

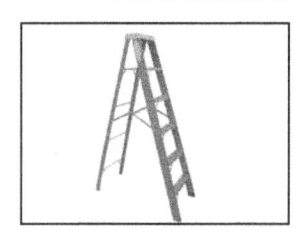

Escala – Escada

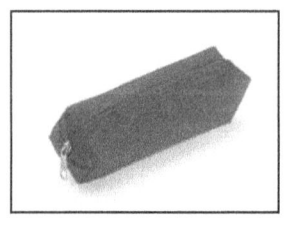

Estojo – Miojo

FONEMAS | 31

6. Quantos **Es** você consegue escutar nas palavras abaixo? Depois de achar, vamos escrever a palavra?

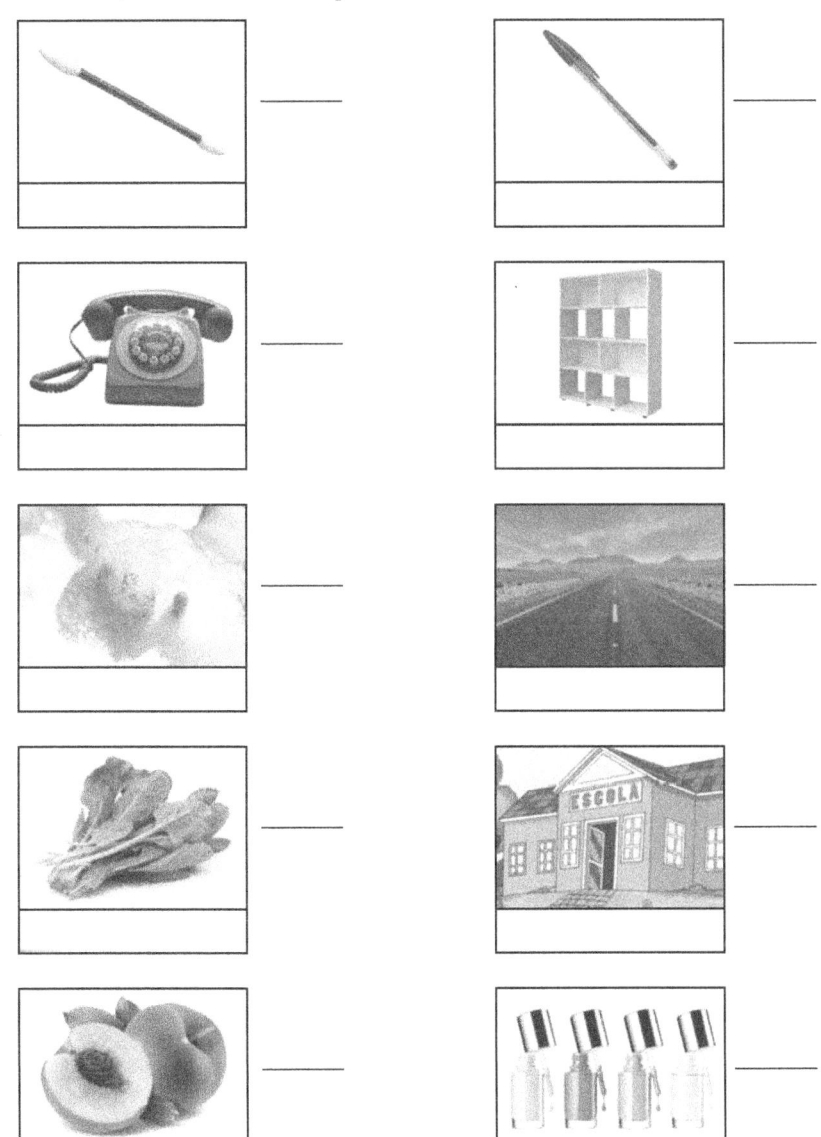

7. Observe e indique se a vogal **E** se encontra na sílaba que está no início, no meio ou no fim da palavra:

Empada – ☐ ☐ ☐

Passeio – ☐ ☐ ☐

Sapeca – ☐ ☐ ☐

Escorrega – ☐ ☐ ☐ ☐

Pente – ☐ ☐

Flores – ☐ ☐

Cabelo – ☐ ☐ ☐

Sanduíche – ☐ ☐ ☐ ☐

Panetone – ☐ ☐ ☐ ☐

Elástico – ☐ ☐ ☐ ☐

FONEMAS | **33**

8. Desenhe 4 objetos que começam com a letra **E**:

LETRA F

1. Escreva o número de vezes que você movimenta a boca para falar as palavras abaixo:

Fada	
Feio	
Filho	
Fogo	
Farol	
Furo	
Família	
Fome	
Fazenda	
Formiga	

2. Leia o nome do quadro e escreva-o na figura correspondente:

Frango	Formiga	Feijão	Faca	Figo	Fusca

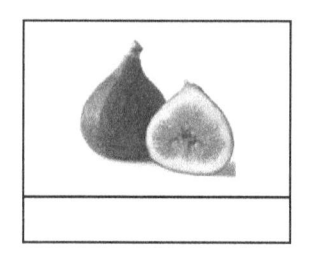

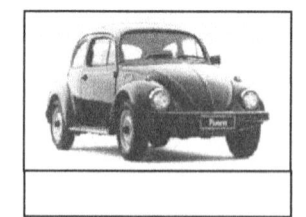

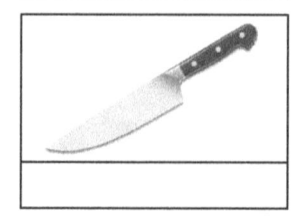

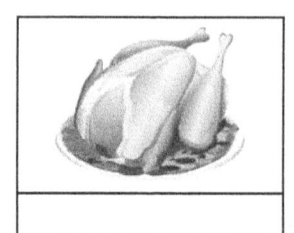

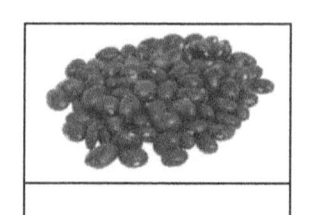

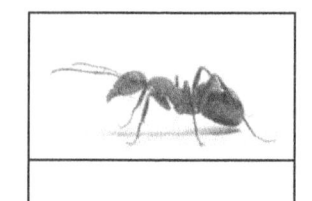

FONEMAS

3. Pinte todas as letras **F** de uma cor e as letras **f** de outra:

F	a	d	i	c	e	r	F	l	f	q	o	F	f	r
t	f	s	q	c	F	F	z	a	h	f	f	y	F	o
s	b	C	f	g	k	F	F	o	f	p	F	j	f	c
F	v	n	u	F	f	q	h	F	h	i	b	F	f	m
f	h	f	d	C	f	X	f	s	F	f	q	F	t	F
r	X	f	F	h	c	q	F	m	F	h	F	q	a	c
F	f	u	x	F	f	k	f	z	F	F	k	p	F	a
l	f	k	F	l	s	c	m	c	w	F	a	o	F	k
y	d	l	F	f	q	S	k	f	F	l	F	i	v	F
f	f	K	d	f	q	F	i	c	F	p	q	F	a	f
F	F	l	w	m	D	o	f	F	l	f	n	b	c	w
v	u	c	f	E	p	j	F	a	F	p	x	F	u	t
l	f	F	j	r	c	z	n	F	j	l	w	k	F	c
p	c	f	F	t	w	ç	y	f	F	r	f	s	c	f
i	v	F	f	a	L	q	f	f	r	j	m	o	F	f

4. Circule o nome das figuras:

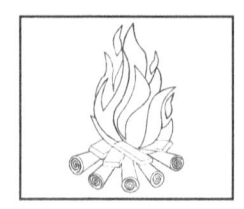

Fofoqueira – Fogueira

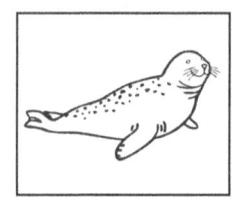

Foca – Toca

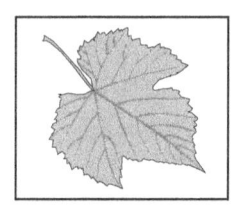

Fosca – Folha

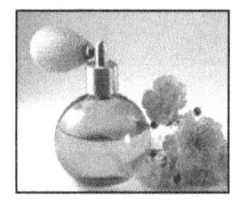

Perfume – Pervume

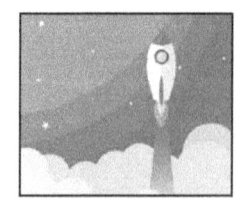

Foguete – Tapete

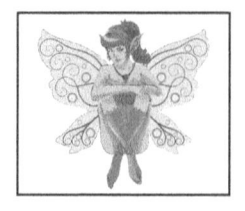

Fada – Faca

FONEMAS | 37

5. Descubra a letra **f** nas palavras e circule-a:

Espinafre	Fofoca	Filme	Oficina	Sofá	Fifi
Forte	Furacão	Fralda	Fafá	Fefe	Grafite
Febre	Forno	Fufu	Fofa	Café	Confete

6. Observe e indique se a consoante **F** se encontra na sílaba que está no início, no meio ou no fim da palavra:

Perfume – ☐ ☐ ☐

Telefone – ☐ ☐ ☐ ☐

Uniforme – ☐ ☐ ☐ ☐

Filha – ☐ ☐

Fortuna – ☐ ☐ ☐

Farofa – ☐ ☐ ☐

Alfredo – ☐ ☐ ☐

Almofada – ☐ ☐ ☐ ☐

Fala – ☐ ☐

Fonte – ☐ ☐

7. Quantos **Fs** você consegue escutar nas palavras abaixo? Depois de achar, vamos escrever a palavra?

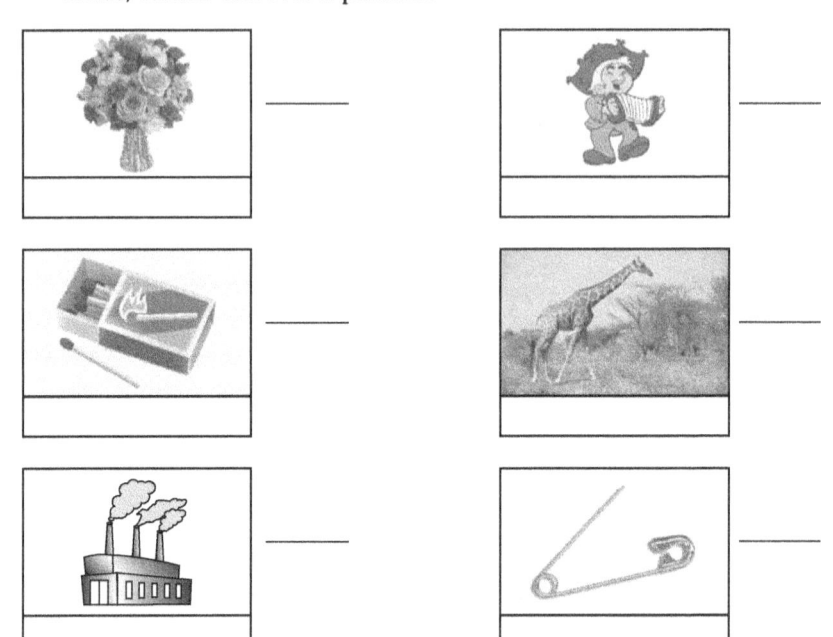

8. Desenhe 4 objetos que começam com a letra **F**:

9. Palavras com **F**:
 fome – uniforme – fortaleza – elefante – fantasia – fantoche – ferro – foca – tufão – café – enfermeiro – figo – forno – focinho – fino – foto – foguete – face – fortuna – faísca – almofada – febre – folha – fala – furador – fenda – chefe – fonte – gafanhoto – feliz – fofura – funil – fantasma – perfume – fubá – feira – fogueira – festa – fofoca – feijão – enfeite – confeiteiro – girafa – fechado – fumaça – faqueiro – faca – fio – telefone – confete – golfinho – fundo – farinha – fogo – furo – ferradura – fita – garrafa – enfermaria – parafuso – fogão – futebol – fitilho – faculdade – fermento – farofa – fortuna – Fábio – furacão – fiscal – fauna – fazenda – fedor – freezer – fralda – formiga – alfinete – enfeite – faxina – alface – framboesa

10. Frases com a letra **F**:
    - Um trevo de 4 folhas me deixou feliz.
    - No feriado fomos para a fazenda da Fernanda.
    - Na festa junina fizemos uma fogueira.
    - O foguete pegou fogo.
    - Fabi comeu figo e ficou forte.
    - A fada Felícia foi na floresta fazer fofoca.
    - Na casa da Fifi tem um bolo de fubá com confete.
    - Fui fotografar a festa do Fábio.
    - Pintamos as almofadas com grafites e colamos fotos antigas.
    - O café caiu no uniforme do oficial Ferdinando.
    - Hélcio trocou os faróis do seu fusca.
    - O cavalo Ferrugem trocou as ferraduras.
    - Nesse fim de semana comprei alfinetes, parafusos e confeitos para a festa de Flora.
    - Encontrei um elefante no sofá.
    - A feira estava enfeitada para a feijoada de dona Fernanda.
    - Um frango delicioso está no fogão.
    - Pedro colou suas figurinhas da Fifa.
    - O telefone veio com defeito de fábrica.
    - A faxineira achou uma fortuna no fundo do sofá.
    - Meu filho é feliz e forte.
    - O pescoço da girafa é fino.
    - A fábrica foi multada pois não controlava a fumaça que saía de lá.
    - A foca ficou fraca.

FONEMAS | 41

LETRA G

1. Escreva o número de vezes que você movimenta a boca para falar as palavras abaixo:

Gelo	
Gordo	
Galinha	
Gola	
Gargalhada	
Gorila	
Garrafa	
Girafa	
Giz	
Gigante	

2. Leia o nome do quadro e escreva-o na figura correspondente:

Goleiro	Gato	Guto	Giulia	Gelatina	Garfo

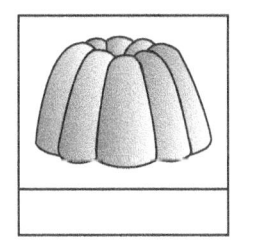

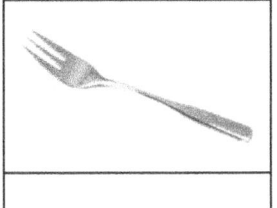

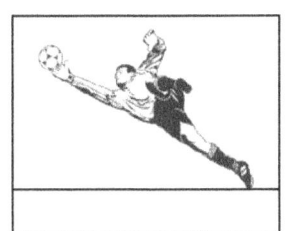

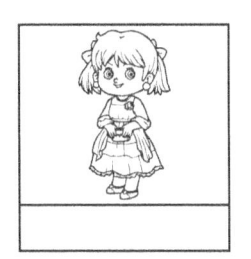

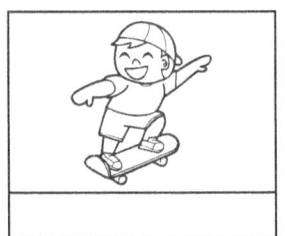

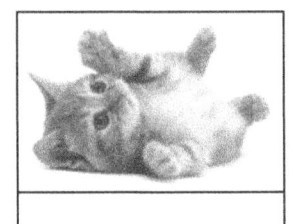

3. Pinte todas as letras **G** de uma cor e as letras g de outra:

G	a	d	i	c	e	r	G	l	g	q	o	G	g	r
t	g	s	q	c	G	G	z	a	h	g	g	y	G	o
s	b	C	g	g	k	G	G	o	g	p	G	j	g	c
G	v	n	u	G	g	q	h	G	h	i	b	G	g	m
g	h	g	d	C	g	X	g	s	f	g	q	G	t	G
r	X	g	G	h	c	q	G	m	G	h	G	q	a	c
G	g	u	x	G	g	k	g	z	G	G	k	p	G	a
l	g	k	G	l	s	c	m	c	w	G	a	o	G	k
y	d	l	G	g	q	S	k	g	G	l	G	i	v	G
g	g	K	d	f	q	G	i	c	G	p	q	G	a	g
G	G	l	w	m	D	o	g	F	l	g	n	b	c	w
v	u	c	g	E	p	j	G	a	G	p	x	G	u	t
l	g	G	j	r	c	z	n	G	j	l	w	k	G	c
p	c	g	G	t	w	ç	y	g	G	r	g	s	c	g
i	v	G	g	a	L	q	g	g	r	j	m	o	F	g

FONEMAS | 43

4. Circule o nome das figuras:

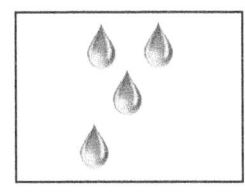

Gota – Gopa

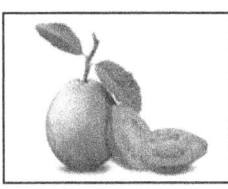

Goiata – Goiaba

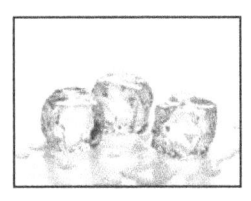

Gelo – Telo

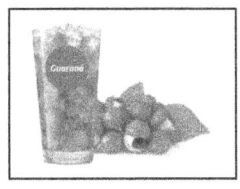

Guaramá – Guaraná

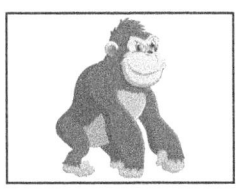

Gorila – Gorrila

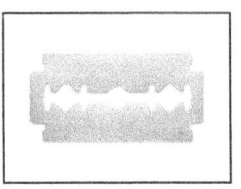

Gillete – Gilete

5. Descubra a letra **G** nas palavras e circule-a:

Garganta	Gorila	Angu	Gigi	Pingo	Gostoso
Angola	Gado	Braga	Gasto	Gola	Grafite
Gabriel	Gerente	Fungo	Gosto	Gugu	Grande

6. Observe e indique se a consoante **G** se encontra na sílaba que está no início, no meio ou no fim da palavra:

Bengala – ☐ ☐ ☐

Camundongo – ☐ ☐ ☐ ☐

Pinguim – ☐ ☐

Gogó – ☐ ☐

Pingado – ☐ ☐ ☐

Girino – ☐ ☐ ☐

Gangorra – ☐ ☐ ☐

Gentileza – ☐ ☐ ☐ ☐

Angelina – ☐ ☐ ☐ ☐

Gás – ☐

FONEMAS

| 45

7. Quantos **Gs** você consegue escutar nas palavras abaixo? Depois de achar, vamos escrever a palavra?

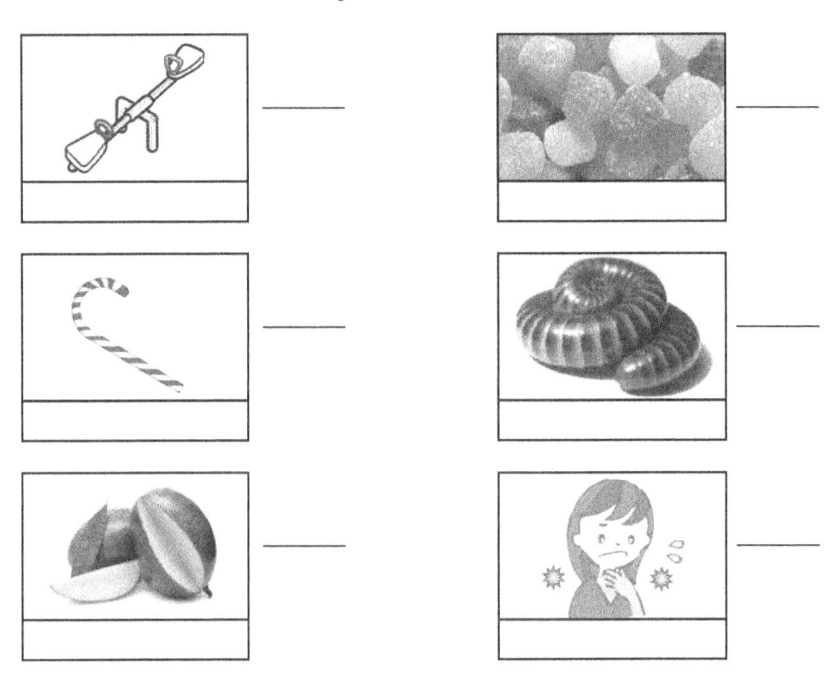

8. Desenhe 4 objetos que começam com a letra **G**:

FONEMAS | 47

9. Palavras com **G**:

   garrafa – mingau – goiaba – garganta – caranguejo – ioga – gorro – galho – galope – gomo – morcego – flamingo – gol – gangora – pinguim – guaraná – giz – guloso – papagaio – dragão – margarida – foguete – golfe – estilingue – gordo – gaveta – galinha – garagem – guardanapo – gancho – bengala – manteiga – camundongo – gaivota – bagunça – gota – gari – lagosta – fogueira – lago – morango – gorila – galo – guarda – guincho – goma – escorregador – fogão – governo – gato – gostoso – gaiola – garra – garoto – garçom – gosto – garfo – lagartixa – guardanapo – linguiça – golfinho – regador – garça – Guilherme – pernilongo – gulodice – açougueiro – guitarra – prego – figo – frango – gatilho – gaita – pinga – manga – pangaré – água – águia – ginecologista – guitarra – goleiro – tartaruga

10. Frases com a letra **G**:
    - O morango está guardado na geladeira.
    - Domingo na igreja tomei guaraná na garrafa.
    - Guto tocou guitarra olhando o fogo da fogueira.
    - Gabriela ganhou uma girafa de Gigi.
    - A gata escorregou na água.
    - O angu fumegava no fogo do fogão a lenha.
    - Encontrei pregos na gaveta das agulhas.
    - Meu pangaré estragou a gaiola do papagaio.
    - Tinha muitos gaviões nos galhos das figueiras.
    - A águia queria pegar o pinguim.
    - Fiz linguiça espetada no garfo na fogueira.
    - O garçom jogou minha goiabada no chão.
    - Joguei gamão com o amigo da Margarida.
    - O garoto que jogava no gol ganhou o jogo com seu chute.
    - A garrafa de água ficou no jogo de golfe.
    - O guerreiro ganhou uma galinha na guerra.
    - Os golfinhos estão gordos e vão devagar igual as minhas tartarugas.
    - Guardei meus gomos de figurinha no guarda-roupa.
    - Tinha pulgas na mangueira que apagava o fogo.
    - Ganhei um guarda-chuva grande.
    - Fiz cócegas na barriga da Giulia e ela gargalhou.

LETRA H

1. Escreva o número de vezes que você movimenta a boca para falar as palavras abaixo:

Hino	
Harpa	
Helicóptero	
Homem	
Hélice	
Hospital	
Hélcio	
Hotel	
Heitor	
História	

2. Pinte todas as letras **H** de uma cor e as letras **h** de outra:

H	a	d	i	c	e	r	H	l	h	q	o	H	g	r
t	h	s	q	c	H	H	z	a	h	h	h	y	H	o
s	b	C	h	h	k	H	H	o	h	p	H	j	h	c
H	v	n	u	H	h	q	h	H	h	i	b	H	h	m
h	h	h	d	H	h	X	h	s	f	h	q	H	t	H
r	X	h	H	h	c	q	H	m	H	h	H	q	a	c
H	h	u	x	H	h	k	h	z	H	H	k	p	H	a
l	h	k	H	l	s	c	m	c	w	H	a	o	H	k
y	d	l	H	h	q	S	k	h	H	l	H	i	v	H
h	h	K	d	f	q	H	i	c	H	p	q	H	a	h
H	H	l	w	m	D	o	h	F	l	h	n	b	c	w
v	u	c	h	E	p	j	H	a	H	p	x	H	u	t
l	h	H	j	r	c	z	n	H	j	l	w	k	H	c
p	c	h	H	t	w	ç	y	h	H	r	h	s	c	h
i	v	H	h	a	L	q	h	h	r	j	m	o	F	h

FONEMAS | **49**

3. Leia o nome do quadro e escreva-o na figura correspondente:

| Rolha | Banho | Palha | Pintinho | Hugo | Chocalho |

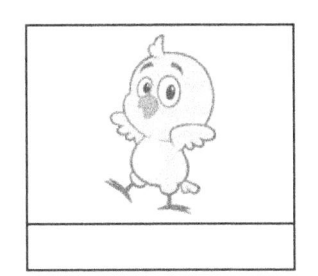

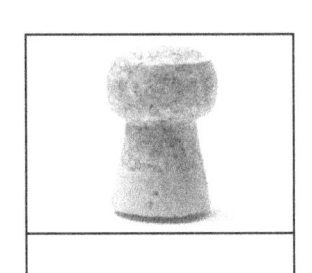

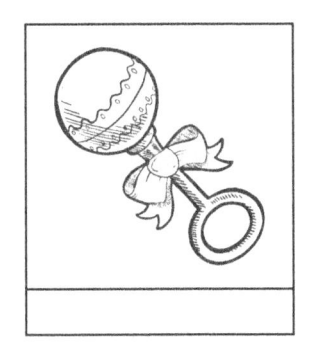

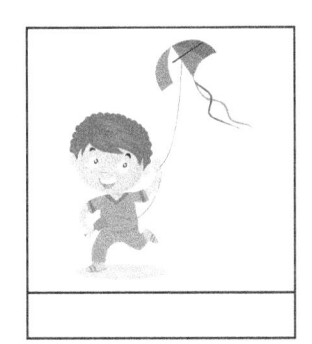

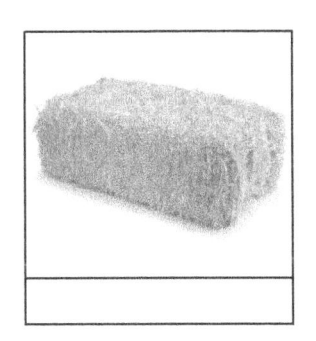

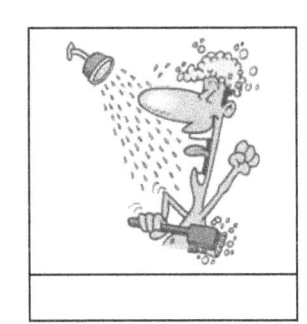

4. Circule o nome das figuras:

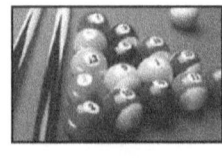

Bilhar – Dilhar

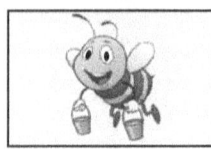

Abelha – Abenha

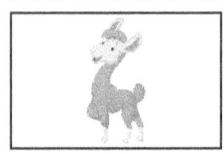

Lhama – Chama

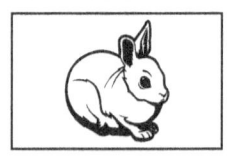

Coelho – Coenho

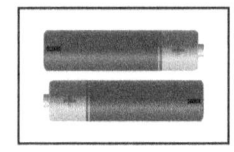

Pilha – Milha

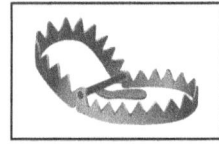

Armadilha – Armatilha

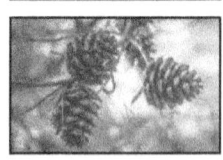

Pinha – Pina

FONEMAS | 51

5. Descubra a letra **H** nas palavras e circule-a:

Bilhar	Filhote	Bacalhau	Velho	Ovelha	Cheiro
Chocolate	Chato	Talharim	Hélcio	Molho	Chifre
Linha	Bolha	Minhoca	Folha	Gancho	Chute

6. Observe e indique se a consoante **H** se encontra na sílaba que está no início, no meio ou no fim da palavra:

Canhão – ☐ ☐

Engenheiro – ☐ ☐ ☐ ☐

Vinho – ☐ ☐

Unha – ☐ ☐

Nhoque – ☐ ☐

Bicho – ☐ ☐

Chicote – ☐ ☐ ☐

Bucha – ☐ ☐

Cachorro – ☐ ☐ ☐

Chá – ☐

7. Quantos **Hs** você consegue escutar nas palavras abaixo? Depois de achar, vamos escrever a palavra?

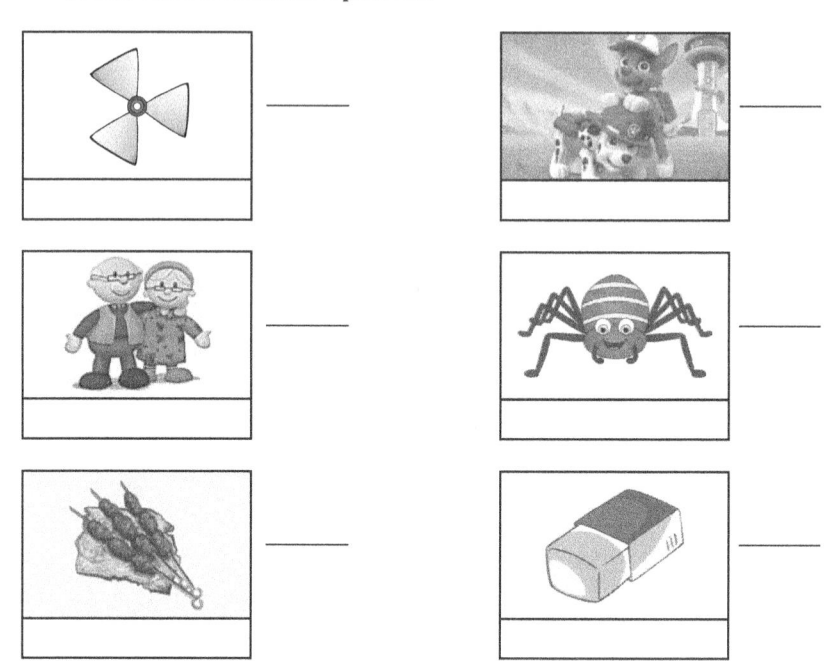

8. Desenhe 4 objetos que começam com a letra **H**:

9. Palavras com a letra **H**:

chuva – minhoca – colchão – ficha – choro – mochila – hélice – bolacha – recheio – lancha – chapéu – chiclete – chute – machucado – sanduíche – gancho – chifre – concha – galinha – padrinho – hiena – hino – cantinho – banho – inhame – castanha – pinheiro – cozinha – rainha – lenhador – rachado – cheque – Sheila – passarinho – achou – chuveiro – anchieta

10. Frases com a letra **H**:
    - O helicóptero foi pintado de vermelho.
    - O caminho do pintinho até o galinheiro é pela trilha.
    - O martelinho do Henrique ficou na mesinha de cabeceira.
    - Chiquita chorou cheia de raiva.
    - Chico achou o chiclete que estava na mochila jogado no chão.
    - As galinhas cheirosas chegaram na chácara.
    - Helena ganhou na sua festa um chocalho e uma chuquinha.
    - Tomei chá com chocolate na festa do Heitor.
    - Ganhei uma caixa fechada recheada de chocolates brancos.
    - A echarpe da Chica estava caída no chão da cozinha.
    - Chupei uma balinha de hortelã.
    - Bernardinho escondeu o chicote do lenhador.
    - Minha borracha vermelha está dentro do chapéu.
    - A santinha da Margoth estilhaçou no chão.

FONEMAS

LETRA I

1. Escreva o número de vezes que você movimenta a boca para falar as palavras abaixo:

Índio	
Isca	
Íma	
Impossível	
Ímpar	
Isopor	
Ilha	
Infantil	
Isadora	
Icaraí	

2. Complete as palavras abaixo com a vogal que falta:

__sadora   Pande__ro   D__sco   __mens__dão

G__b__   Ch__qu__nha   Case__ro   __sopor

Com__da   A__p__m   D__nhe__ro   Javal__

Pr__ncesa   Rád__o   M__ne__ro   T__juca

3. Pinte todas as letras **l** de uma cor e as letras **i** de outra:

l	a	d	i	c	e	r	l	l	i	q	o	l	i	r
t	g	s	q	c	l	l	z	a	h	i	i	y	l	o
s	b	C	i	i	k	l	l	o	i	p	l	j	i	c
l	v	n	u	l	i	q	h	l	h	i	b	l	i	m
i	h	i	d	C	i	X	i	s	f	i	q	l	t	l
r	X	i	l	h	c	q	l	m	l	h	l	q	a	c
l	i	u	x	l	i	k	i	z	l	l	k	p	l	a
l	i	k	l	l	s	c	m	c	w	l	a	o	l	k
y	d	l	l	i	q	S	k	i	l	l	l	i	v	l
i	i	K	d	f	q	l	i	c	l	p	q	l	a	i
l	l	l	w	m	D	o	i	F	l	i	n	b	c	w
v	u	c	i	E	p	j	l	a	l	p	x	l	u	t
l	i	l	j	r	c	z	n	l	j	l	w	k	l	c
p	c	i	l	t	w	ç	y	i	l	r	i	s	c	i
i	v	l	i	a	L	q	i	i	r	j	m	o	F	i

FONEMAS | 57

4. Leia o nome do quadro e escreva-o na figura correspondente:

| Isca | Iracema | Isqueiro | Ivo | Índio | Ilha |

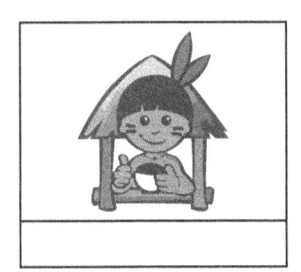

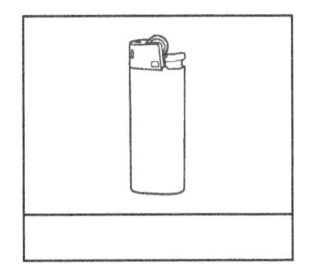

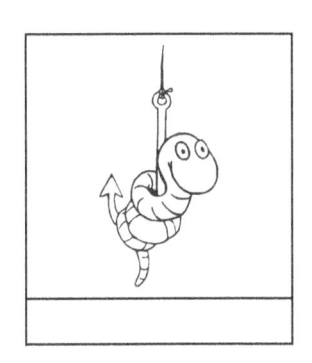

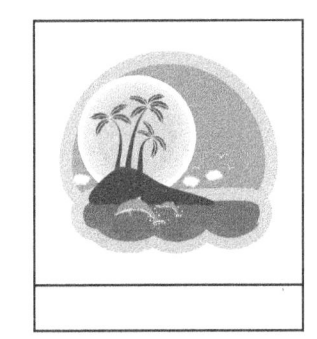

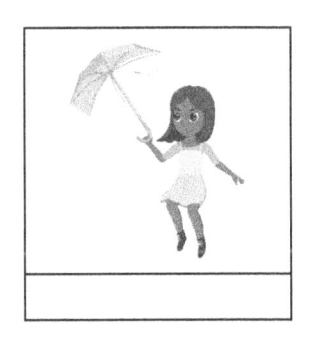

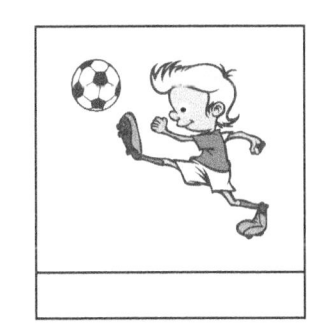

5. Faça uma cruz quando encontrar a letra **I**:

Cinto	Tinta	Pintura	Alfinete	Rádio	Lápis	Índio
Filme	Livro	Lareira	Cozinha	Igreja	Remédio	Lírio
Galinha	Chinelo	Comida	Pimenta	Relógio	Massinha	Tio

6. Circule o nome das figuras:

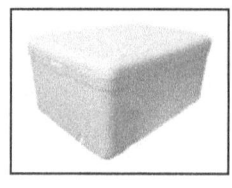

Isopor – scopor

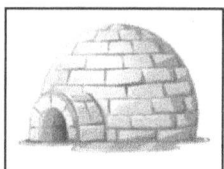

Iglu – Igu

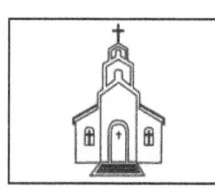

Igrega – Igreja

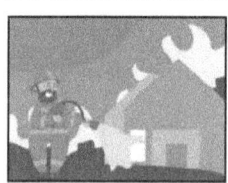

Incêndio – Imcêndio

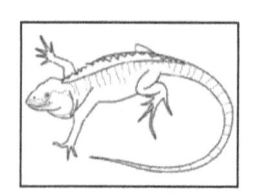

Iguana – Iquana

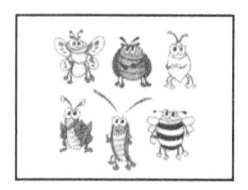

Insetos – Imsetos

FONEMAS

7. Observe e indique se a vogal **I** se encontra na sílaba que está no início, no meio ou no fim da palavra:

Brinco – ☐ ☐

Flamingo – ☐ ☐ ☐

Pinguim – ☐ ☐

Íris – ☐ ☐

Pingado – ☐ ☐ ☐

Girino – ☐ ☐ ☐

Dígito – ☐ ☐ ☐

Gentileza – ☐ ☐ ☐ ☐

Angelina – ☐ ☐ ☐ ☐

Giz – ☐

8. Quantos **Is** você consegue escutar nas palavras abaixo? Depois de achar, vamos escrever a palavra?

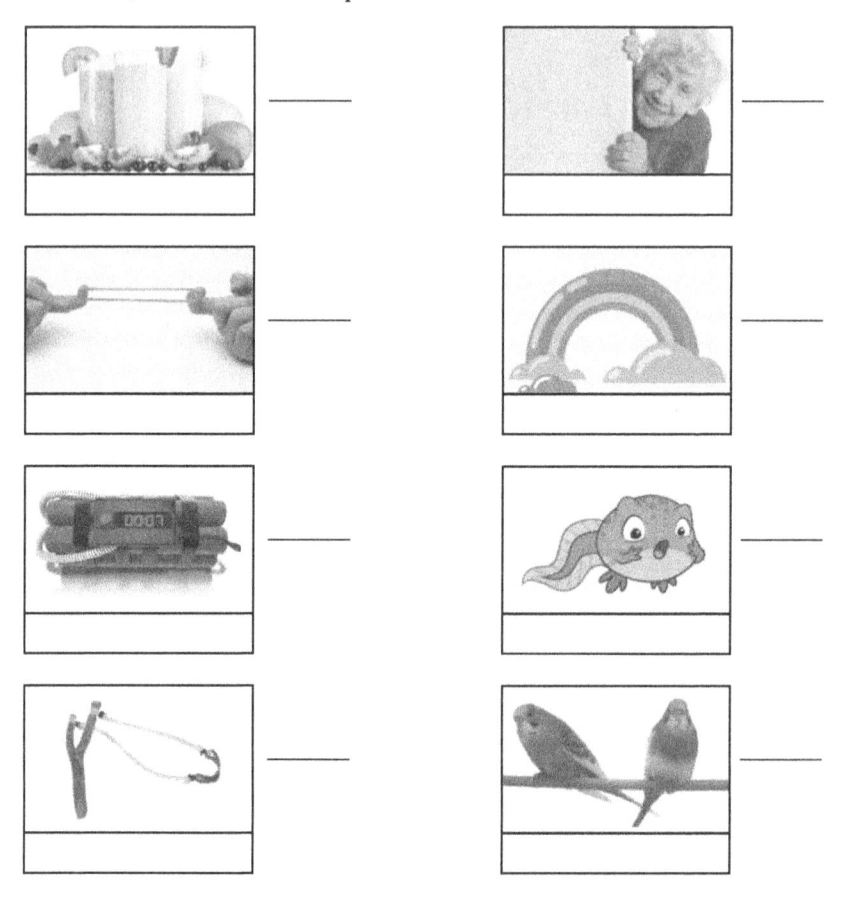

9. Desenhe 4 objetos que começam com a letra **I**:

LETRA J

1. Escreva o número de vezes que você movimenta a boca para falar as palavras abaixo:

Jabuti	
Jeito	
Janela	
Jipe	
Jogo	
Já	
Jumento	
Jacaré	
Juntar	
Jóia	

2. Pinte todas as letras **J** de uma cor e as letras **j** de outra:

J	a	d	j	c	e	r	J	l	j	q	o	J	j	r
t	g	s	q	c	J	J	z	a	h	j	j	y	J	o
s	b	C	j	j	k	J	J	o	j	p	J	j	j	c
J	v	n	u	J	j	q	h	J	h	j	b	J	j	m
j	h	j	d	C	j	X	j	s	f	j	q	J	t	J
r	X	j	J	h	c	q	J	m	J	h	J	q	a	c
J	j	u	x	J	j	k	j	z	J	J	k	p	J	a
J	j	k	J	l	s	c	m	c	w	J	a	o	J	k
y	d	l	J	j	q	S	k	i	J	l	J	j	v	J
j	j	K	d	f	q	J	j	c	J	p	q	J	a	j
J	J	l	w	m	D	o	i	F	J	j	n	b	c	w
v	u	c	j	E	p	j	J	a	J	p	x	J	u	t
l	j	J	j	r	c	z	n	J	j	l	w	k	J	c
p	c	j	J	t	w	ç	y	j	J	r	j	s	c	j
j	v	J	j	a	L	q	j	j	r	j	m	o	F	j

FONEMAS | 63

3. Leia o nome do quadro e escreva-o na figura correspondente:

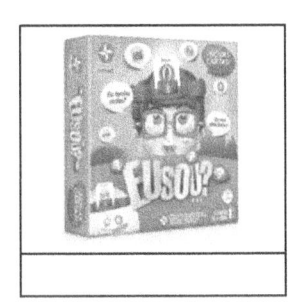

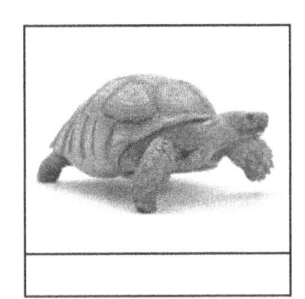

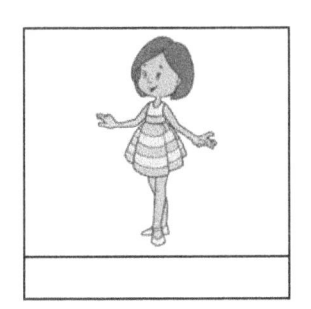

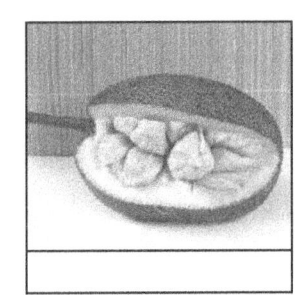

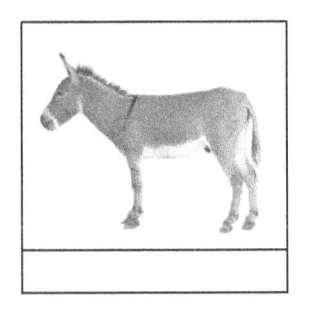

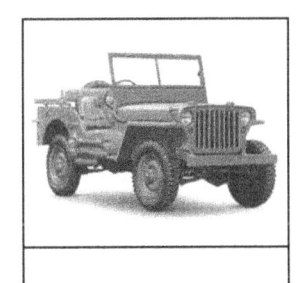

| Jabuti | Jogo | Jipe | Juliana | Jaca | Jegue |

4. Circule o nome das figuras:

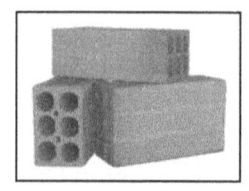

Tijolo – Tigolo

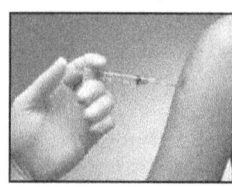

Ingeção – Injeção

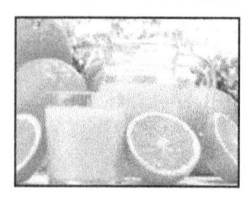

Laranjada – Larangada

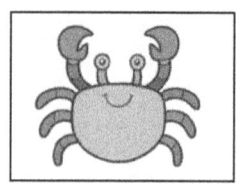

Caranguego – Caranguejo

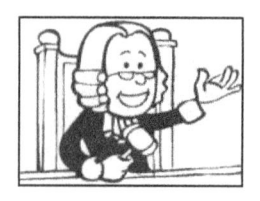

Juíza – Jíuza

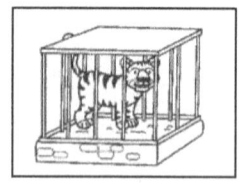

Jaula- Jala

FONEMAS | **65**

5. Descubra a letra **J** nas palavras e circule-a:

Caramujo	Sujo	Coruja	Joana	Bandeja	Juíz
Nojento	Jacaré	Pijama	Igreja	Jaqueta	Jantar
Javali	Joia	Beijo	Marujo	Jeito	Juju

6. Observe e indique se a consoante **J** se encontra na sílaba que está no início, no meio ou no fim da palavra:

Jardim – ☐ ☐

Jeremias – ☐ ☐ ☐ ☐

Caju – ☐ ☐

Grajaú – ☐ ☐ ☐

Jujuba – ☐ ☐ ☐

Jarra – ☐ ☐

Estojo – ☐ ☐ ☐

Ajuda – ☐ ☐ ☐

Feijoada – ☐ ☐ ☐ ☐

Juca – ☐ ☐

7. Quantos **J** você consegue escutar nas palavras abaixo? Depois de achar, vamos escrever a palavra?

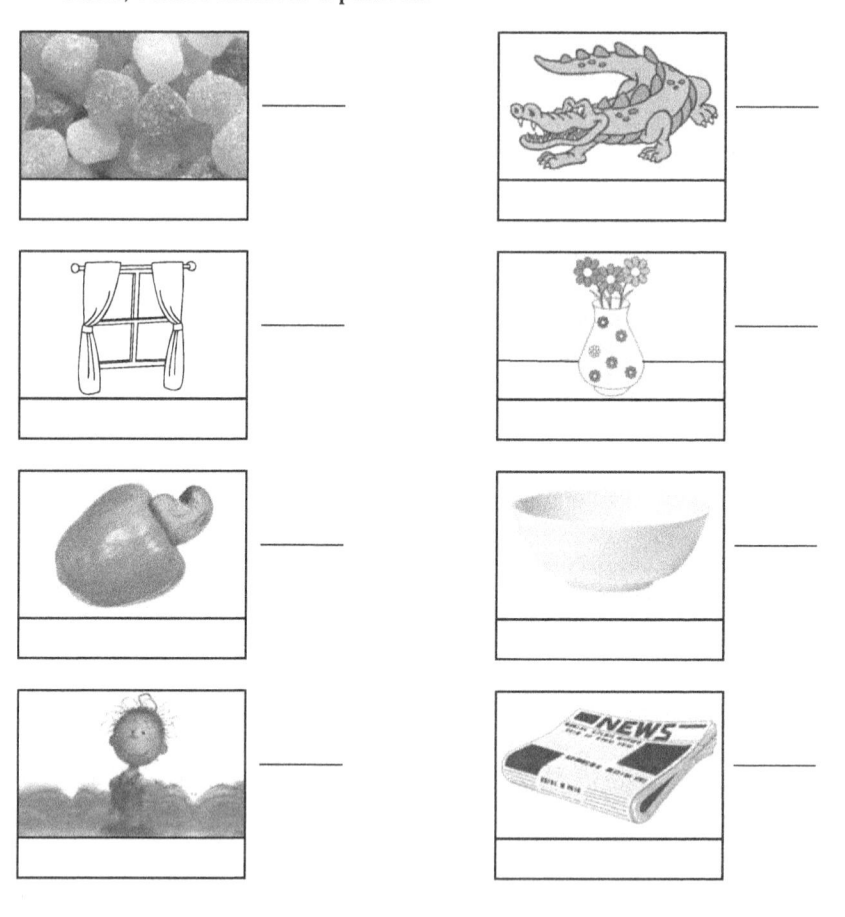

8. Desenhe 4 objetos que começam com a letra **J**:

9. Palavras com a letra **J**:
   jacaré – jardim – pijama – joaninha – lajota – tijela – cerejeira – beijo – jujuba – jantar – berinjela – anjo – joalheiro – igreja – franja – joelho – jornal – laranjada – cereja – jaula – queijo – soja – injeção – janela – jarro – sujo – caranguejo – joia – caramujo – caju – tijolo – coruja – marujo – feijoada – laranja – bandeja – jogador – jardineiro – Juvenal – jantar – jovem – Joana – João – jipe – José – Jeremias – Jesus – japonês – jaguar – jangada – jumento – Júpiter – jato – igreja – jarra – juíz – joelheira – manjar – beijinho – jornaleiro – jararaca

10. Frases com a letra **J**:
    – Joana caiu de joelho no chão.
    – Vi uma coruja alaranjada em Juíz de Fora.
    – Juca juntou muitos caramujos no jardim da igreja.
    – A cerejeira jorrava cerejas pelo chão.
    – O marujo Juvenal velejava pelo mar.
    – Joel fez suco de caju hoje.
    – Jantei feijão com javali.
    – A jovem Juliana ganhou uma linda joia de José.
    – Tem suco de laranja na jarra.
    – Viajamos para Jericoacoara de jipe.
    – O leão jantou uma jararaca na jaula.
    – O jardineiro regou a jabuticabeira no jardim.
    – O caranguejo rasteja no chão.
    – Júlio jogou sem suas joelheiras hoje.

FONEMAS

LETRA L

1. Escreva o número de vezes que você movimenta a boca para falar as palavras abaixo:

Luz	
Lata	
Leite	
Lanterna	
Lombada	
Lixo	
Lá	
Livro	
Lua	
Limão	

2. Pinte todas as letras **L** de uma cor e as letras **l** de outra:

L	a	d	l	c	e	r	L	l	l	q	o	L	l	r
t	g	s	q	c	L	L	z	a	h	l	l	y	L	o
s	b	C	l	l	k	L	L	o	l	p	L	l	l	c
L	v	n	u	L	l	q	h	L	h	j	b	L	l	m
l	h	l	d	C	j	X	l	s	f	l	q	L	t	L
r	X	l	L	h	c	q	L	m	L	h	L	q	a	c
L	l	u	x	L	l	k	l	z	L	L	k	p	L	a
L	l	k	L	l	s	c	m	c	w	L	a	o	L	k
y	d	l	L	l	q	S	k	i	L	l	L	l	v	L
l	l	K	d	f	q	L	l	c	L	p	q	L	a	l
L	L	l	w	m	D	o	i	F	L	l	n	b	c	w
v	u	c	l	E	p	l	L	a	L	p	x	L	u	t
l	l	L	l	r	c	z	n	L	l	l	w	k	L	c
p	c	l	L	t	w	ç	y	l	L	r	l	s	c	l
l	v	L	j	a	L	q	l	l	r	l	m	o	F	l

3. Leia o nome do quadro e escreva-o na figura correspondente:

| Lego | Lata | Loja | Luva | Limão | Lua |

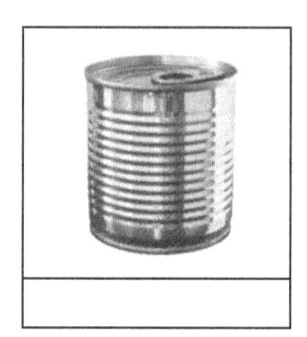

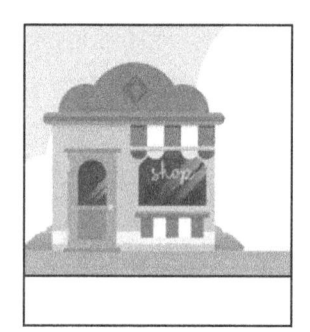

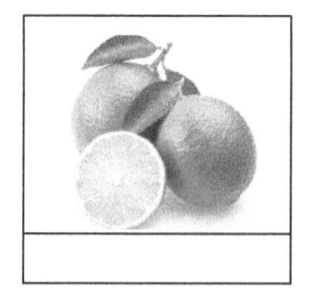

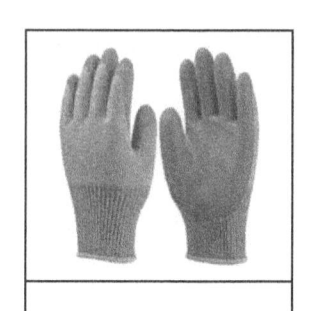

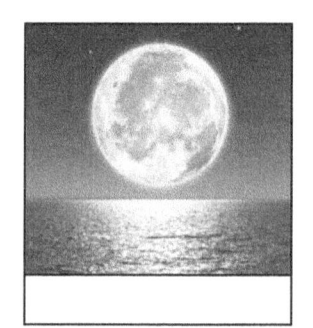

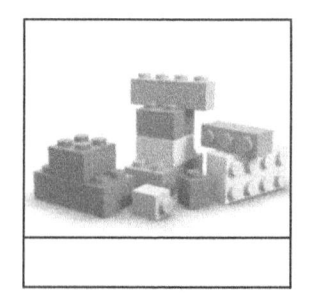

FONEMAS | 71

4. Circule o nome das figuras:

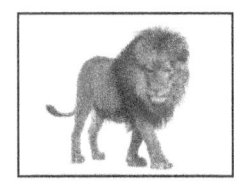

Leão – Leon

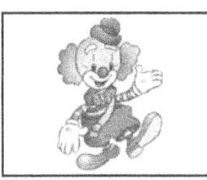

Palaço – Palhaço

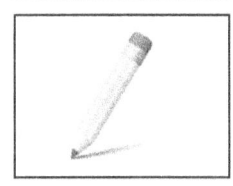

Lápis – Latis

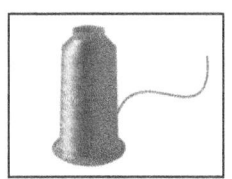

Linha – Lina

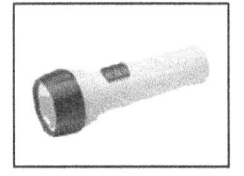

Laterna – Lanterna

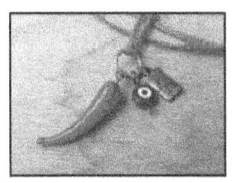

Amuneto – Amuleto

5. Descubra a letra **L** nas palavras e circule-a:

Borboleta	Louco	Bolota	Louvável	Lebre	Luz
Cabelo	Bala	Laila	Lacraia	Lala	Leal
Javali	Meleca	Londres	Lindo	Loja	Col

6. Observe e indique se a consoante **L** se encontra na sílaba que está no início, no meio ou no fim da palavra:

Lousa – ☐ ☐

Cebola – ☐ ☐ ☐

Lula – ☐ ☐

Panela – ☐ ☐ ☐

Colete – ☐ ☐ ☐

Maleta – ☐ ☐ ☐

Cavalo – ☐ ☐ ☐

Bolota – ☐ ☐ ☐

Envelope – ☐ ☐ ☐ ☐

Bolo – ☐ ☐

FONEMAS | 73

7. Quantos **Ls** você consegue escutar nas palavras abaixo? Depois de achar, vamos escrever a palavra?

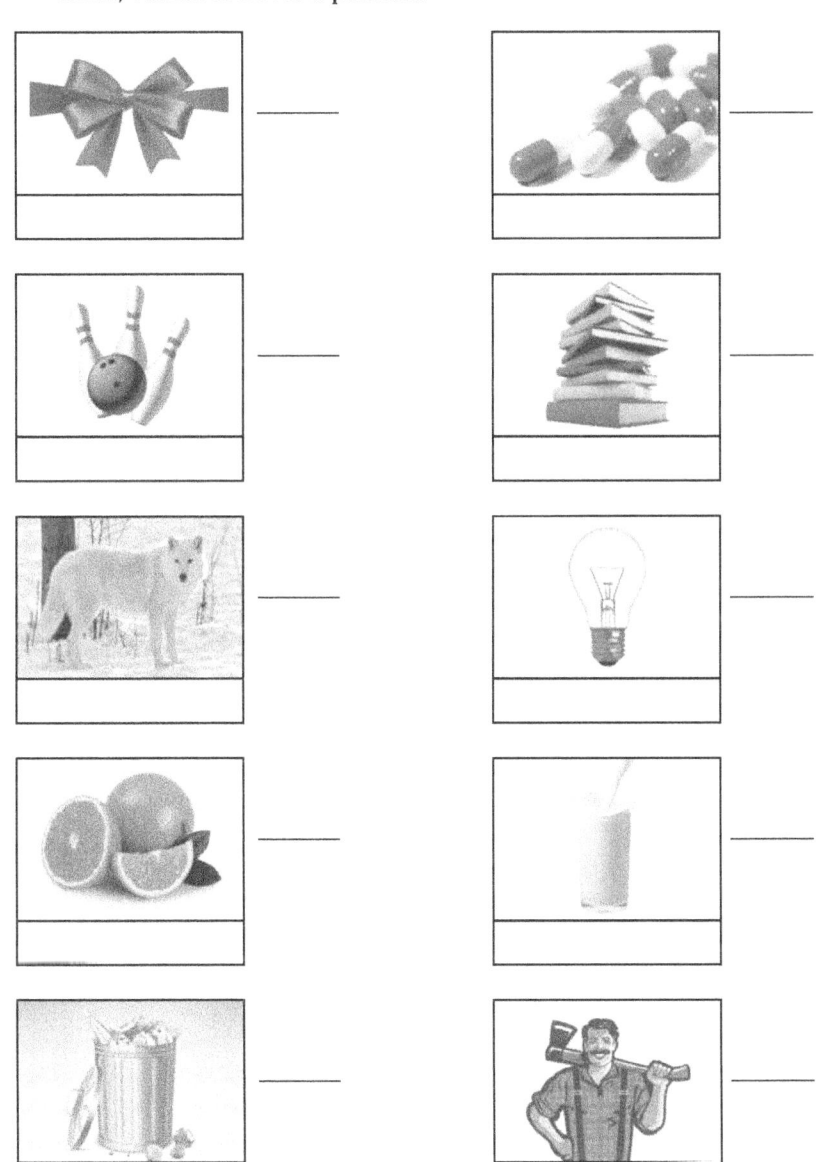

8. Desenhe 4 objetos que começam com a letra **L**:

FONEMAS | 75

9. Palavras com a letra **L**:

laranja – violino – leite – cartola – bule – cola – escola – jaula – bolacha – elefante – cebola – lavoura – martelo – geladeira – limonada – lobo – cavalo – lutador – lata de lixo – picolé – lixeiro – bala – limão – hélice – satélite – bolo – violão – envelope – panela – litoral – Leonardo – melancia – xale – loção – alumínio – balaio – colar – leão – livro – lego – chocolate – Laís – galo – balanço – lápis – pílula – fila – baleia – moleque – maleta – luvas – bola – pele – pérola – vagalume – lagartixa – lagarto – lousa – televisão – relógio – balão – polícia – Giulia – laço – lábio – Londres – loja – lata – lanterna – larva – boliche – lanchonete – cabelo – lâmpada – legumes – letra – lontra – ligação – borboleta – leilão – leitão – libélula – leitura – limite – longe – liberdade – limpo

10. Frases com a letra **L**:
    - Pintei meu cabelo de vermelho e azul.
    - Na sacola da Lourdes tem milho e balão.
    - O livro amarelo está na sala de leitura.
    - Lucas liderou a batalha no seu cavalo alado.
    - A cola líquida é a melhor.
    - Uma linda borboleta colorida brincou com o leão.
    - Um delicioso bolo de limão foi feito por Leonardo.
    - A baleia é longa e bela.
    - O leopardo balançou a laranjeira até cair muitas laranjas suculentas.
    - Luciana chutou a bola de boliche na loja.
    - Vila Isabel foi a escola campeã do carnaval.
    - Na feira do largo comprei melancias, limões, cebolas e alhos.
    - O camelo e o lobo ficam no zoológico do litoral.
    - O palhaço deu muitas bolas coloridas no seu espetáculo.
    - Clarissa colocou um lindo laço vermelho no cabelo da Isabella.
    - Fiz uma omelete na panela com óleo e sal.
    - Nesse calor um picolé de limão cai bem.
    - A luva do lutador está limpa e brilhosa.
    - Lili viu um vagalume no pelo do galo.
    - Levei todo o lixo para o lixeiro.
    - No balaio de Laura tem palha e louro.
    - Em uma noite de luar tocamos viola, violão e violino até o sol raiar.

LETRA M

1. Escreva o número de vezes que você movimenta a boca para falar as palavras abaixo:

Mariana	
Menina	
Música	
Mel	
Minhoca	
Mal	
Moço	
Mico	
Muro	
Mesa	

2. Pinte todas as letras **M** de uma cor e as letras **m** de outra:

M	a	d	m	c	e	r	M	m	m	q	o	M	l	r
t	g	s	q	c	M	M	z	a	h	m	m	y	M	o
s	b	C	m	m	k	M	M	o	l	p	M	m	m	c
M	v	n	u	M	m	q	h	M	h	j	b	M	l	m
m	h	m	d	C	j	X	m	s	f	m	q	M	t	M
r	X	m	M	h	c	q	M	m	M	h	M	q	a	c
M	m	u	x	M	m	k	m	z	M	M	k	p	M	a
M	m	k	M	m	s	c	m	c	w	M	a	o	M	k
y	d	m	M	m	q	S	k	i	M	m	M	m	v	M
m	m	K	d	f	q	M	m	c	M	p	q	M	a	m
M	M	m	w	m	D	o	i	F	M	m	n	b	c	w
v	u	c	m	E	p	m	M	a	M	p	x	M	u	t
m	m	M	m	r	c	z	n	M	m	m	w	k	M	c
p	c	m	M	t	w	ç	y	m	M	r	m	s	c	m
m	v	M	j	a	M	q	m	m	r	m	m	o	F	m

FONEMAS

3. Leia o nome do quadro e escreva-o na figura correspondente:

| Mato | Milho | Mel | Mundo | Moinho | Mala |

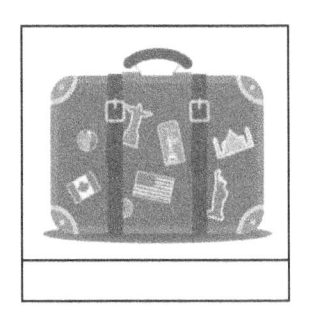

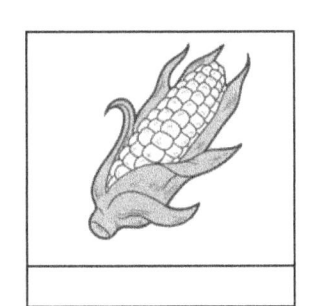

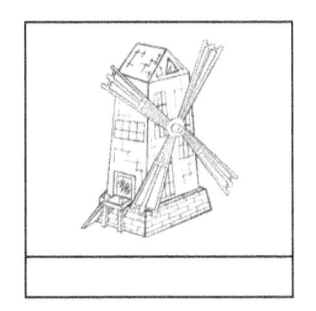

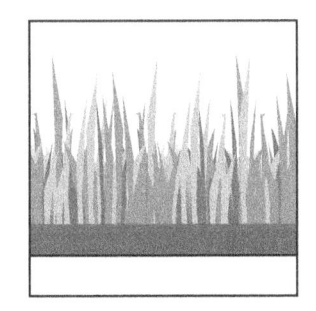

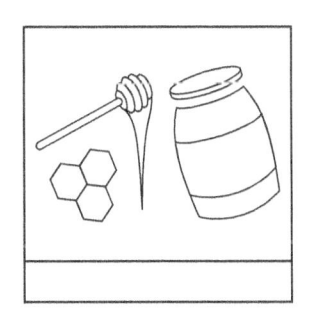

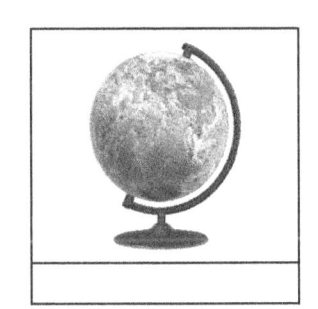

4. Circule o nome das figuras:

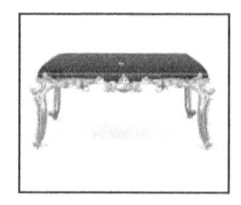

Mesa – Meca

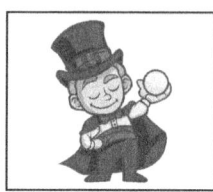

Mágico – Májico

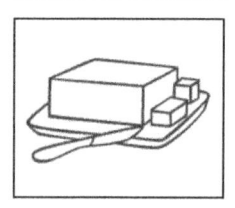

Mantega – Manteiga

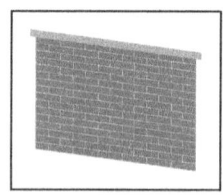

Muro – Murro

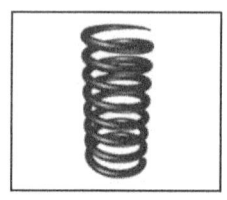

Mona – Mola

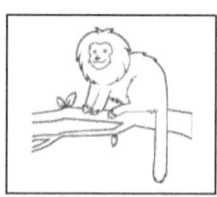

Mico – Nico

5. Descubra a letra **M** nas palavras e circule-a:

Bâmbi	Lombo	Missa	Pombo	Documento	Mar
Marreco	Macaco	Camila	Campo	Bomba	Mil
Trombeta	Meleca	Tomate	Mary	Trampa	Bom

6. Observe e indique se a consoante **M** se encontra na sílaba que está no início, no meio ou no fim da palavra:

Tampa – ☐ ☐

Comida – ☐ ☐ ☐

Mato – ☐ ☐

Homem – ☐ ☐

Amuleto – ☐ ☐ ☐ ☐

Maleta – ☐ ☐ ☐

Pimenta – ☐ ☐ ☐

Muleta – ☐ ☐ ☐

Amarelo – ☐ ☐ ☐ ☐

Trem – ☐

7. Quantos **Ms** você consegue escutar nas palavras abaixo? Depois de achar, vamos escrever a palavra?

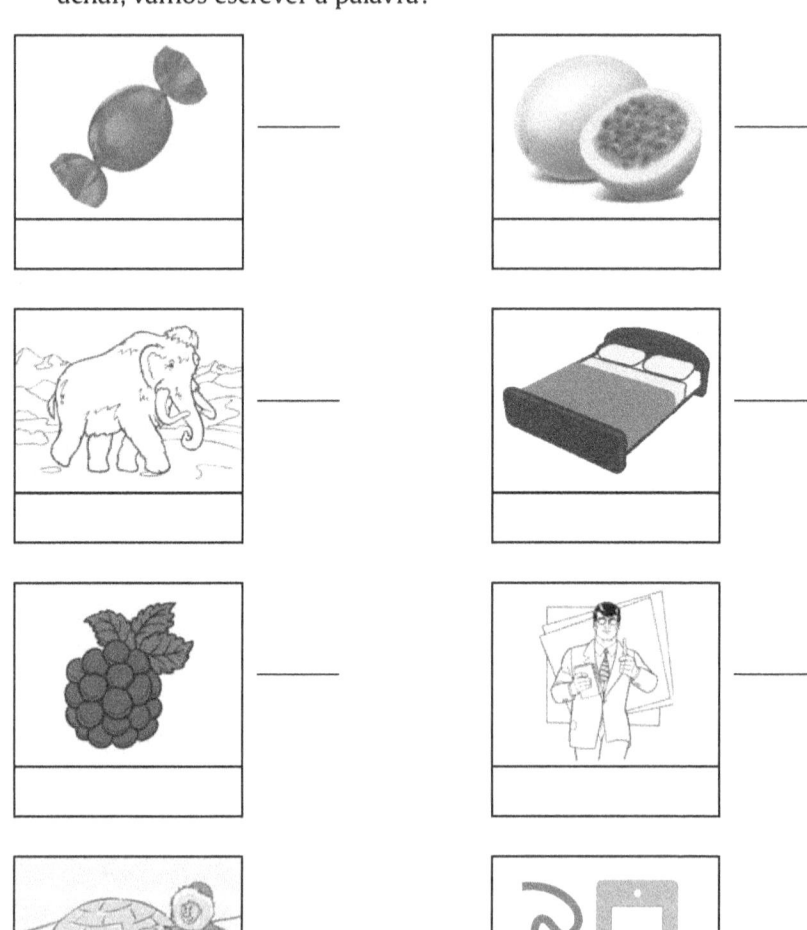

8. Desenhe 4 objetos que começam com a letra **M**:

9. Palavras com a letra **M**:
Mariana – menina – missa – camarão – mãe – amarelo – milho – moto – amora – esquimó – música – matagal – muro – manteiga – pomada – microfone – mulata – magro – formiga – mão – amuleto – mesa – molho – creme – martelo – morango – tamanco – mansão – animal – vermelho – medida – maçaneta – chaminé – médico – almoço – mola – mula – cama – mágico – mamão – marreco – merendeira – hipopótamo – tomate – melancia – dominó – mosca – medalha – muleta – cinema – mamute – máquina – morro – cogumelo – camiseta – melão – cinema – americano – camisa – macaco – merenda – maracujá – medo – Milena – aumento – amiga – remédio – muralha – mexerica – mexilhão – metal – meleca – mito – mico – metida – mago – mil – homem – cem – marmelada – mochila – mar – minério – mente – mendigo – militar – maluca

10. Frases com a letra **M**:
   - Marina comeu melancia até passar mal.
   - Meu macaco é um animal muito bom.
   - A menina trouxe um manequim enorme do mercado.
   - Aquela mulher mandou muitos cremes na mochila da Mariana.
   - O homem mora em uma maravilhosa mansão amarela.
   - Queimei o macarrão com molho de camarão
   - O menino americano ama acompanhar Marcelo na cruz vermelha.
   - O tamanco ficou enorme no pé da mamãe.
   - O famoso mágico Marmelada viajou pela américa com seus animais domesticados.
   - Morena foi para o Amazonas com sua prima Marcela.
   - O mercado está com muitas promoções imperdíveis.
   - O marceneiro machucou as mãos com o martelo.
   - A manteiga de Manaus é maravilhosa.
   - Tomar maracujá acalma a alma.
   - Um filme que vi no cinema e amei é Marley e eu.
   - O mamute é maior que a formiga.

11. Forme palavras de acordo com os números e copie-as ao lado:

1	2	3	4	5	6	7	8	9	10
ma	me	mi	mo	mu	ca	le	nho	si	sa

2 + 10 _____
3 + 8 + 6 _____
2 + 7 + 6 _____
5 + 9 + 6 _____
4 + 7 _____
1 + 6 _____
3 + 4 _____
6 + 1 _____
6 + 3 + 10 _____
7 + 2 _____

12. Coloque ma, me, mi, mo, mu e complete as palavras:

__sa	__sca	__riana	__nino	__nhoca	__çã	Li__o
__lão	__ssa	__sica	__ito	Ca__leão	__l	__pa
__co	__nta	__lho	__nga	Do__nó	__to	__ro
__ta	__la	Do__ngo	__ndo	__lulo	__co	A__r

LETRA N

1. Escreva o número de vezes que você movimenta a boca para falar as palavras abaixo:

Navio	
Noite	
Nina	
Namorado	
Ninho	
Nariz	
Nuvem	
Natação	
Natal	
Novo	

2. Pinte todas as letras **N** de uma cor e as letras **n** de outra:

N	a	d	n	c	e	r	N	n	n	q	o	N	l	r
t	g	s	q	c	N	N	z	a	h	n	m	y	N	o
s	b	C	n	n	k	N	N	o	l	p	N	n	n	c
N	v	n	u	N	n	q	h	N	h	j	b	N	l	n
n	h	n	d	C	j	X	n	s	f	n	q	N	t	N
r	X	n	N	h	c	q	N	n	N	h	N	q	a	c
N	n	u	x	N	n	k	n	z	N	N	k	p	N	a
N	n	k	N	n	s	c	n	c	w	N	a	o	N	k
y	d	n	N	n	q	S	k	i	N	n	N	n	v	N
n	n	K	d	f	q	N	n	c	N	p	q	N	a	n
N	N	n	w	n	D	o	i	F	N	n	n	b	c	w
v	u	c	n	E	p	n	N	a	N	p	x	N	u	t
n	n	N	n	r	c	z	n	N	n	n	w	k	N	c
p	c	n	N	t	w	ç	y	n	N	r	n	s	c	n
n	v	N	j	a	N	q	n	n	r	n	N	o	F	n

FONEMAS | 85

3. Leia o nome do quadro e escreva-o na figura correspondente:

| Nuvem | Neve | Noite | Ninho | Natal | Nota |

4. Circule o nome das figuras:

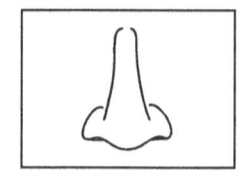

Nariz – Mariz

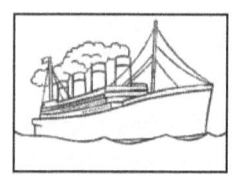

Nafio – Navio

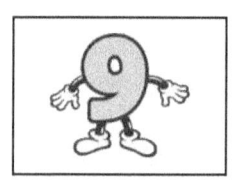

Nove – nome

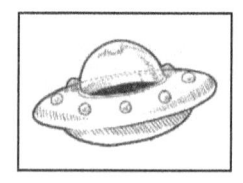

Mave – Nave

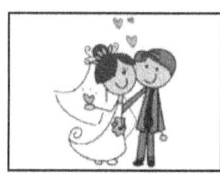

Noiva – Notia

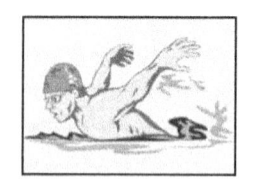

Natazão – Natação

FONEMAS | 87

5. Descubra a letra **N** nas palavras e circule-a:

Sinuca	Janela	Nunca	Namorado	Documento	Nadar
Vacina	Branco	Mariana	Campo	Lâmina	Nó
Boneca	Dominó	Nina	Cinco	Nata	Nonô

6. Observe e indique se a consoante **N** se encontra na sílaba que está no início, no meio ou no fim da palavra:

Canino – ☐ ☐ ☐

Nanica – ☐ ☐ ☐

Junho – ☐ ☐

Ontem – ☐ ☐

Doente – ☐ ☐ ☐

Boneca – ☐ ☐ ☐

Pimenta – ☐ ☐ ☐

Cenoura – ☐ ☐ ☐

Oficina – ☐ ☐ ☐ ☐

Bento – ☐ ☐

7. Quantos **Ns** você consegue escutar nas palavras abaixo? Depois de achar, vamos escrever a palavra?

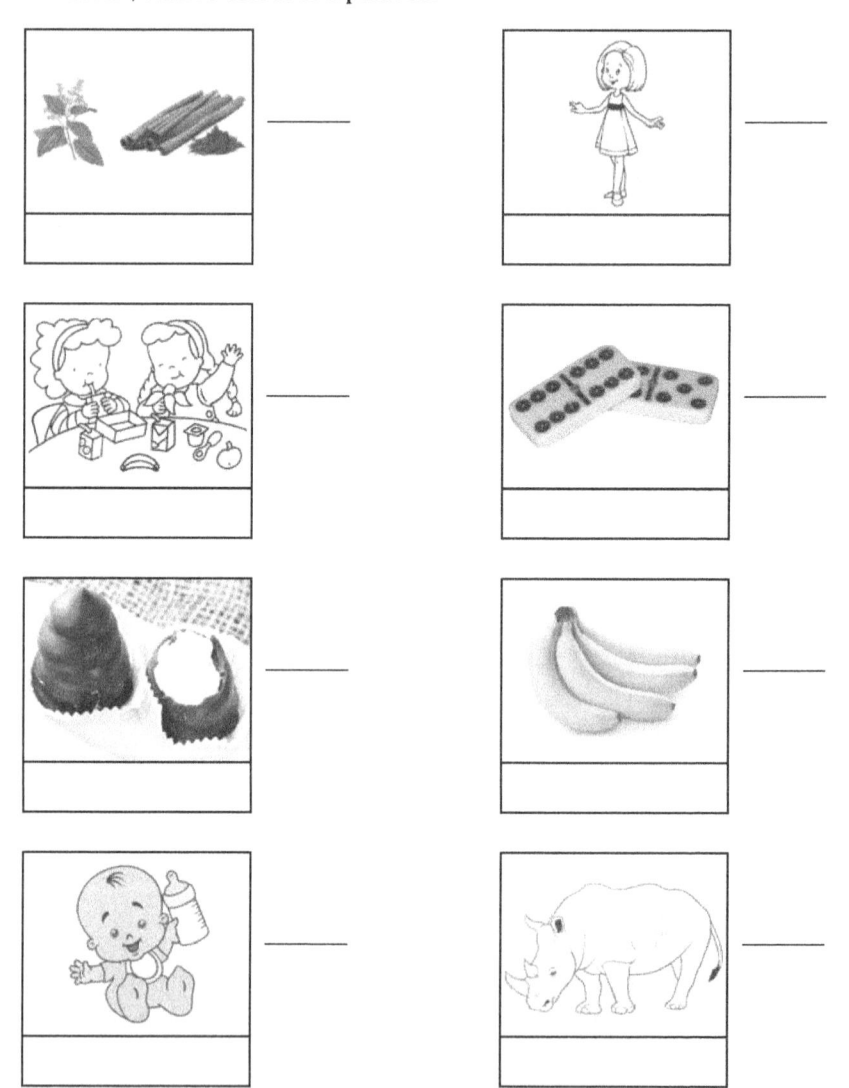

8. Desenhe 4 objetos que começam com a letra **N**:

9. Palavras com a letra **N**:

   negócio – botina – natal – boneca – nariz – nata – navio – dominó – canudo – agenda – minuto – carne – caneta – soneca – nome – vacina – canela – boné – neve – sino – Neide – cenoura – lâmina – namoro – janela – banana – inhame – banho – telefone – pino – caderno – oficina – cozinha – ninho – batina – frente – alfinete – nuvem – piscina – linha – terno – noite – pena – vinho – cisne – panela – nave – nada – ponto – pinto – anão – gelatina – neta – canhão – máquina – mecânicos – sinuca – pano – ginástica – natação – noite – jornal – pandeiro – nove – menino – caneca – ponte – lenha – frango – chinelo – fanático – flamengo – ganso – tucano – pente – maçaneta – finados

10. Frases com **N**:
    - Andei até o moinho naquela manhã de neblina.
    - A rena do Noel comeu toda a cenoura que deixei na janela.
    - O bico do tucano não é redondo.
    - Naquela noite Nina tomou banho vendo novela.
    - O rinoceronte é um animal grande e apavorante.
    - O mecânico consertou a máquina na oficina do Nestor.
    - A neve intensa não deixava ver as lindas montanhas.
    - Na fazenda tem plantação de banana nanica.
    - A novela terminou antes de anoitecer.
    - A banca de jornal mudou de jornaleiro desde novembro.
    - Os cisnes nadam no inverno elegantemente.
    - O nariz da menina ficou gelado como a neve.
    - Saí mais cedo da ginástica porque o neném não aguentou esperar.
    - A hiena é um animal muito sorridente.
    - Minha dentista Juliana arrancou dois dentes da Nair.
    - No cantinho do cinema eu namorei Anita.
    - Plantei um inhame pequeno.

FONEMAS

LETRA O

1. Escreva o número de vezes que você movimenta a boca para falar as palavras abaixo:

Amor	
Ovo	
Ovelha	
Oca	
Obrigado	
Ônibus	
Olho	
Óculos	
Omelete	
Olívia	

2. Pinte todas as letras **O** de uma cor e as letras **o** de outra:

O	a	d	o	c	e	r	O	o	o	q	o	O	l	r
t	g	s	q	c	O	O	z	a	h	o	o	y	O	o
s	b	C	o	o	k	O	O	o	l	p	O	o	o	c
O	v	n	u	O	o	q	h	O	h	j	b	O	l	o
o	h	o	d	C	j	X	o	s	f	o	q	O	t	O
r	X	o	O	h	c	q	O	o	O	h	O	q	a	c
O	o	u	x	O	o	k	o	z	O	O	k	p	O	a
O	o	k	O	o	s	c	o	c	w	O	a	o	O	k
y	d	o	O	o	q	S	k	i	O	o	O	o	v	O
o	o	K	d	f	q	O	o	c	O	p	q	O	a	o
O	O	o	w	o	D	o	i	F	O	o	n	b	c	w
v	u	c	o	E	p	o	O	a	O	p	x	O	u	t
o	O	O	o	r	c	z	n	O	o	o	w	k	O	c
p	c	o	O	t	w	ç	y	o	O	r	o	s	c	o
o	v	O	j	a	O	q	o	o	r	o	o	o	F	o

3. Leia o nome do quadro e escreva-o na figura correspondente:

| Orlando | Ônibus | Olho | Ovo | Orelha | Obra |

FONEMAS | 93

4. Circule o nome das figuras:

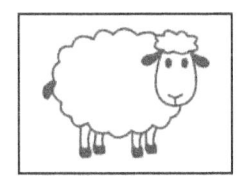

Ovelha – Orelha

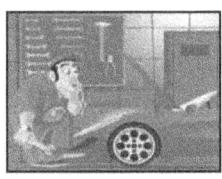

Hoficina – Oficina

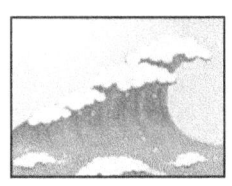

Onda – Sonda

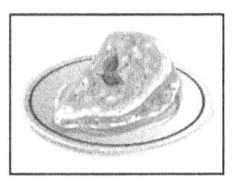

Omelete – Omeleme

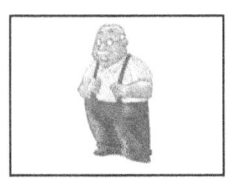

Olívia – Osvaldo

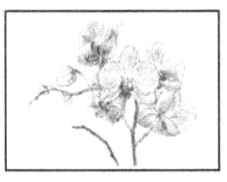

Orquídea – Oprimida

5. Descubra a letra **O** nas palavras e circule-a:

Ovo	Moto	Ouvido	Brigadeiro	Lento	Bolo
Ônibus	Limão	Orelha	Urso	Tio	Amor
Olho	Ninho	Tronco	Moço	Mão	Voz

6. Observe e indique se a consoante **O** se encontra na sílaba que está no início, no meio ou no fim da palavra:

Sono – ☐ ☐

Comida – ☐ ☐ ☐

Mato – ☐ ☐

Homem – ☐ ☐

Amuleto – ☐ ☐ ☐ ☐

Soneca – ☐ ☐ ☐

Molho – ☐ ☐

Chocolate – ☐ ☐ ☐ ☐

Amarelo – ☐ ☐ ☐ ☐

Dono – ☐ ☐

FONEMAS | 95

7. Quantos **Os** você consegue escutar nas palavras abaixo? Depois de achar, vamos escrever a palavra?

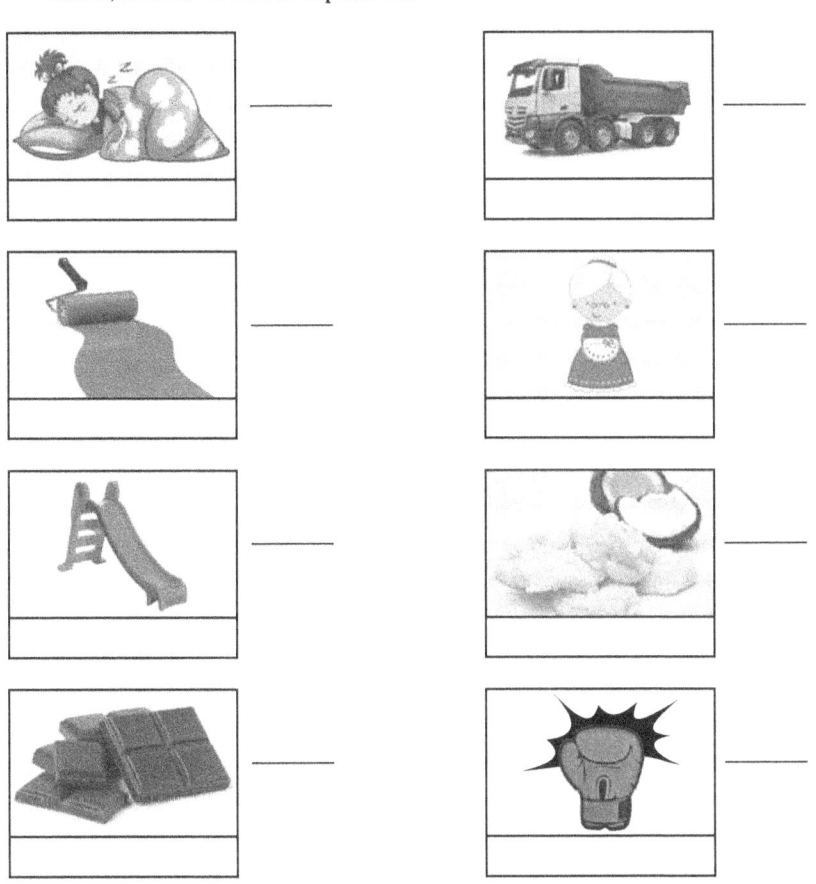

8. Desenhe 4 objetos que começam com a letra **O**:

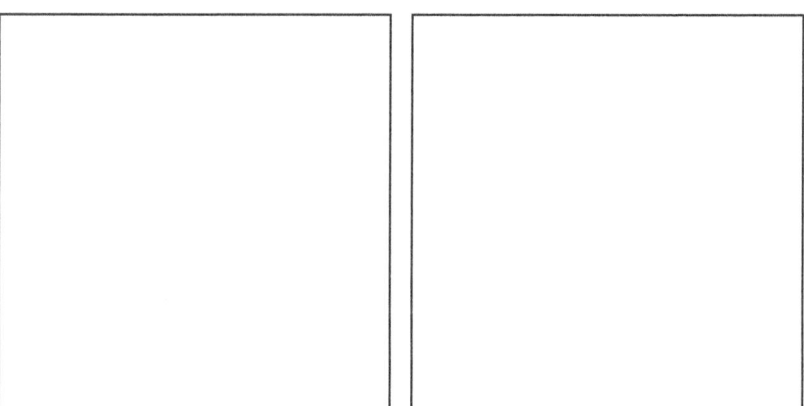

9. Complete as palavras abaixo com a vogal que falta:

T__mate   T__rre   Ceb__la   Ab__b__ra   B__l__

B__ca   Passarinh__   Arc__   F__g__   Esc__la

S__n__   C__légi__   B__nec__   R__d__   L__ja

FONEMAS | 97

LETRA P

1. Escreva o número de vezes que você movimenta a boca para falar as palavras abaixo:

Pedro	
Pastel	
Panela	
Pintinho	
Pá	
Peito	
Piriquito	
Porta	
Perna	
Pena	

2. Pinte todas as letras **P** de uma cor e as letras **p** de outra:

P	a	d	p	c	e	r	P	p	p	q	o	P	l	r
t	g	s	q	c	P	P	z	a	h	p	p	y	P	o
s	b	C	p	p	k	P	P	o	l	p	P	p	p	c
P	v	n	u	P	m	q	h	P	h	j	b	P	l	p
p	h	p	d	C	j	X	p	s	f	p	q	P	t	P
r	X	p	P	h	c	q	P	p	P	h	P	q	a	c
P	p	u	x	M	p	k	p	z	P	M	k	p	P	a
P	p	k	P	p	s	c	p	c	w	P	a	o	P	k
y	d	p	P	p	q	S	k	i	P	p	P	p	v	P
p	p	K	d	f	q	P	p	c	P	p	q	P	a	p
P	P	p	w	p	D	o	i	F	P	p	n	b	c	w
v	u	c	p	E	p	p	P	a	P	p	x	P	u	t
p	p	P	p	r	c	z	n	P	p	p	w	k	P	c
p	c	p	P	t	w	ç	y	p	P	r	p	s	c	p
p	v	P	j	a	P	q	p	p	r	p	p	o	F	p

3. Leia o nome do quadro e escreva-o na figura correspondente:

| Picolé | Presente | Peixe | Pia | Pé | Pão |

FONEMAS | 99

4. Circule o nome das figuras:

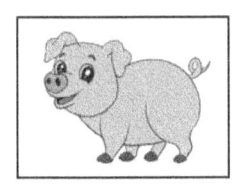

Porco – Troco

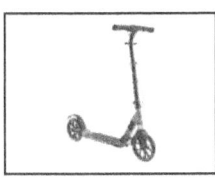

Tapinete – Patinete

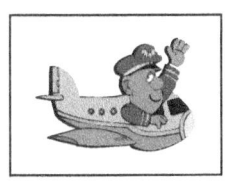

Piloto – Coloto

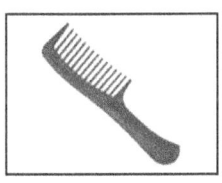

Tente – Pente

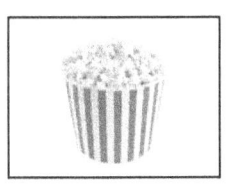

Pitoca – Pipoca

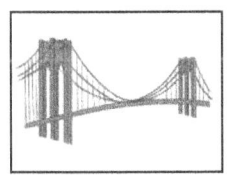

Ponte – Ponti

5. Descubra a letra **P** nas palavras e circule-a:

Pirâmide	Paçoca	Sapato	Pombo	Pranto	Pá
Ponta	Pipa	Pista	Campo	Tampa	Papo
Compadre	Peteca	Peste	Planeta	Pano	Pia

6. Observe e indique se a consoante **P** se encontra na sílaba que está no início, no meio ou no fim da palavra:

Tampa – ☐ ☐

Planalto – ☐ ☐ ☐

Papo – ☐ ☐

Tapa – ☐ ☐

Sapeca – ☐ ☐ ☐

Espeto – ☐ ☐ ☐

Trompete – ☐ ☐ ☐

Piscada – ☐ ☐ ☐

Ampulheta – ☐ ☐ ☐ ☐

Pé – ☐

FONEMAS | 101

7. Quantos **P** você consegue escutar nas palavras abaixo? Depois de achar, vamos escrever a palavra?

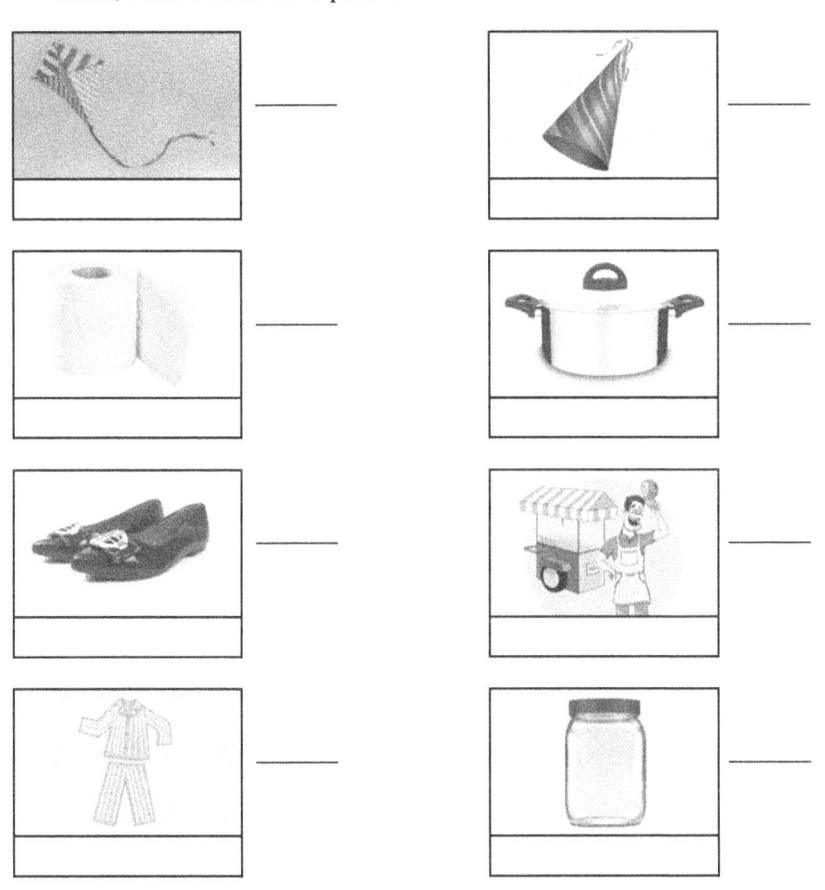

8. Pinte todas as letras **P** de vermelho:

p	b	b	p	b	b	p	p	b	p
b	p	b	b	b	p	p	b	p	b
p	b	p	p	b	p	b	p	b	p
b	p	b	p	b	p	p	b	b	b
b	p	p	b	p	b	b	p	p	b
p	b	b	p	p	b	p	p	b	p
p	p	b	b	b	p	p	b	p	b
b	p	p	b	p	b	b	p	b	p

9. Complete o nome das figuras com pa, pe, pi, po, pu, pra, pre, pri, pro, pru e depois copie:

__pai	__pa	A__to	__va	__vada
__sidente	__mo	__nte	__ão	Ta__te
__to	__duto	__rata	__teca	__vão
__dra	__ia	__ixe	__ximo	__lavra
__ncel	__lado	__go	__ngo	__neira
__gador	tem__	em__da	cam__	__olho
__daria	__rna	Sa __	Sa__to	__no

FONEMAS

10. Desenhe 4 objetos que começam com a letra **P**:

11. Palavras com a letra **P**:

Pedro – sapatilha – pia – palhaço – copo – peneira – aspirador – pente – pote – pinto – polícia – pavão – tapete – piscina – piano – papel – pulo – puleiro – capacete – panela – chapéu – pipoqueiro – ampulheta – trampolim – limpeza – espantalho – espuma – tampa – sapato – pato – sapo – repolho – capim – pijama – pregador – papai – piscineiro – pé – periquito – pista – passarinho – ponte – prisão – compras – porco – tempero – pipoca – tapioca – preto – pau – peixe – pontudo – pônei – pescoço – picolé – presunto – prego – positivo – vampiro – espoleta – pérola – mapa – previsto – psicóloga – pasta – espingarda – camponesa – campo – poste – privada

12. Frases com a letra **P**:
    - Peguei o pato pelo pé.
    - Com a peneira peneirei a tapioca.
    - Empurrei Pedro na piscina de pijama e sapato.
    - Pipo usa capacete para andar no pônei.
    - Os pequenos piratas pularam na peruca do palhaço.
    - Pendurei na parede o chapéu do papai.
    - Trouxe muitos papéis para pintar e pôr no palanque.
    - O perfume de pétalas das rosas pretas é espetacular.
    - Pietra pediu para a competidora pular do penhasco.
    - O pijama da Peppa é estampado com muitos passarinhos.
    - A minha pipoqueira fez mais pipocas do que a do pipoqueiro Pepê.
    - O papagaio do Paulo picou o papai no pé.
    - Comprei no supermercado picolé, papel, pepino e pipoca doce.
    - Pisei no sapo porque o capim da choupana de Pierre estava alto.
    - O povo da Paraíba parou para ver o presidente da república passar.
    - O opala preto do Sipriano parou na ponte porque o parafuso do pedal partiu.

FONEMAS | 105

LETRA Q

1. Escreva o número de vezes que você movimenta a boca para falar as palavras abaixo:

Queijo	
Quintal	
Quantidade	
Querido	
Quibe	
Quadro	
Queimado	
Quanto	
Quilo	
Quadrado	

2. Pinte todas as letras **Q** de uma cor e as letras **q** de outra:

Q	a	d	q	c	e	r	Q	q	p	q	o	Q	l	r
t	g	s	q	c	Q	Q	z	a	h	q	q	y	Q	o
s	b	C	q	q	k	Q	Q	o	l	p	Q	q	q	c
Q	v	n	u	P	m	q	h	q	h	j	b	Q	l	Q
Q	h	p	d	C	j	x	q	s	f	q	q	Q	t	Q
r	X	p	Q	h	c	q	Q	q	Q	h	q	q	a	c
Q	q	u	x	M	q	k	q	z	Q	m	k	Q	q	a
Q	q	k	Q	p	s	c	q	c	w	Q	a	o	Q	k
y	d	p	Q	p	q	S	k	i	Q	p	Q	Q	v	Q
q	q	K	d	f	q	Q	p	c	Q	q	q	Q	a	p
Q	Q	q	w	p	D	o	i	F	Q	p	n	b	c	w
v	u	c	q	E	p	p	Q	a	P	q	x	Q	u	t
q	q	Q	Q	r	c	z	n	Q	p	p	w	k	Q	c
p	c	p	Q	t	w	ç	y	q	Q	r	p	s	c	p
q	v	P	j	a	Q	q	q	p	r	p	q	o	F	p

3. Leia o nome do quadro e escreva-o na figura correspondente:

| Queijo | Quindim | Quadro | Quiabo | Quarto | Quibe |

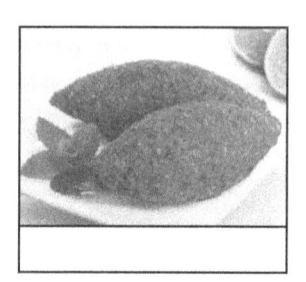

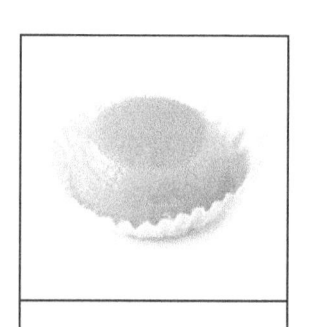

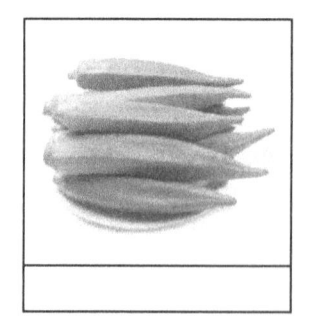

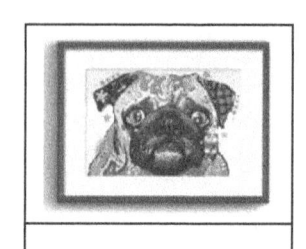

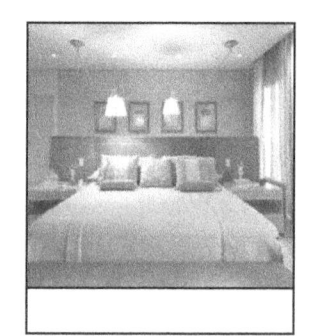

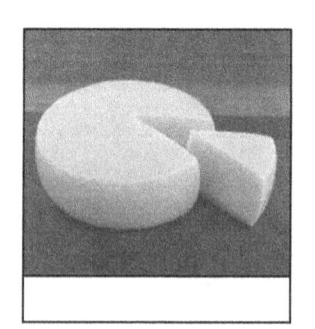

FONEMAS | 107

4. Circule o nome das figuras:

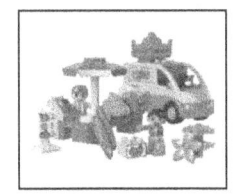

Brinquedo – Bringuedo

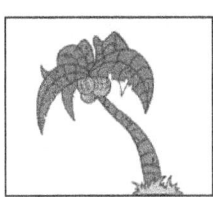

Coqueilo – Coqueiro

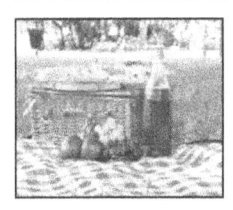

Piquenique – Pigue nique

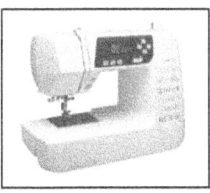

Mánica – Máquina

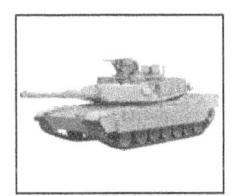

Tanque – Tangue

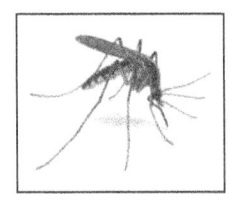

Mosquito – Mosdito

5. Descubra a letra **Q** nas palavras e circule-a:

Tanque	Buquê	Truque	Aquário	Esquilo	Quito
Querida	Deque	Quebra	Quico	Que	Quão
Quintal	Quarto	Queijo	Quindim	Quati	Quilo

6. Observe e indique se a consoante **Q** se encontra na sílaba que está no início, no meio ou no fim da palavra:

Caqui – ☐ ☐

Parque – ☐ ☐

Quero – ☐ ☐

Queijo – ☐ ☐

Esquilo – ☐ ☐ ☐

Esquimó – ☐ ☐ ☐

Quitanda – ☐ ☐ ☐

Quebrado – ☐ ☐ ☐

Atabaque – ☐ ☐ ☐ ☐

Queda – ☐ ☐

7. Desenhe 4 objetos que começam com a letra **Q**:

8. Palavras com a letra **Q**:
    Quitéria – quindim – queijo – atabaque – parque – liquidificador – tanque – aquário – máquina – coqueiro – mosquito – quieto – quibe – moleque – caqui – esquilo – basquete – quebrado – biquíni – sequilho – quiabo – porque – quente – quinta – piquenique – quitute – quarto

LETRA R

1. Escreva o número de vezes que você movimenta a boca para falar as palavras abaixo:

Rabo	
Rio	
Rei	
Rabanada	
Régua	
Relógio	
Rua	
Roda	
Remo	
Redondo	

2. Pinte todas as letras **R** de uma cor e as letras **r** de outra:

R	a	d	r	c	e	r	R	r	r	q	o	R	l	r
t	g	s	q	c	R	R	z	a	h	r	r	y	R	o
s	b	C	r	r	k	R	R	o	l	r	R	r	r	c
R	v	n	u	R	m	q	h	R	h	j	b	R	l	r
r	h	r	d	C	j	X	r	s	f	r	q	R	t	R
r	X	r	R	h	c	q	R	p	R	h	R	q	a	c
R	r	u	x	M	p	k	p	z	R	r	k	p	R	a
R	p	k	R	R	s	c	p	c	w	R	a	o	R	k
y	d	r	R	r	q	S	k	i	R	r	R	p	v	R
p	p	K	d	f	q	R	p	c	R	r	q	R	a	p
R	R	r	w	r	D	o	i	F	R	r	n	b	c	w
v	u	c	p	E	r	r	R	a	R	p	x	R	u	t
r	r	R	r	r	c	z	n	R	r	r	w	k	R	c
p	c	r	R	t	w	ç	y	r	R	r	p	s	c	p
r	v	r	j	a	P	q	p	r	r	R	R	o	F	r

FONEMAS

3. Leia o nome do quadro e escreva-o na figura correspondente:

| Rio | Relógio | Rabo | Rei | Ralo | Rita |

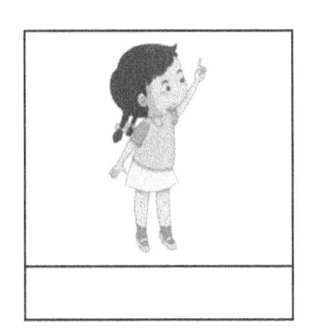

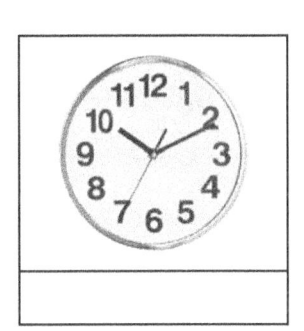

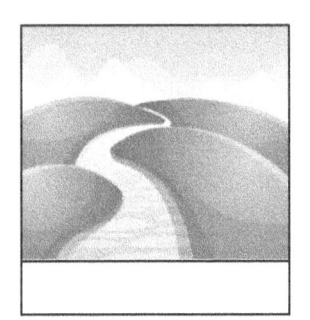

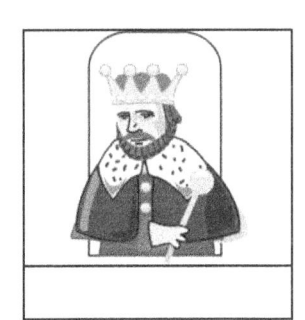

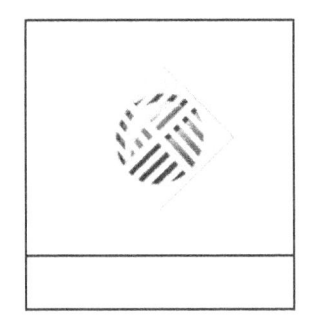

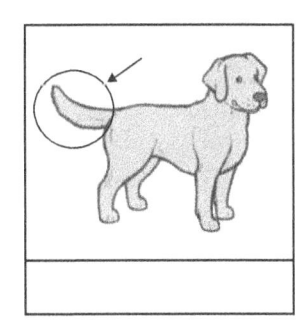

4. Circule o nome das figuras:

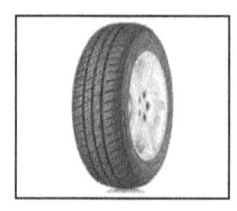

Roda – Ropa

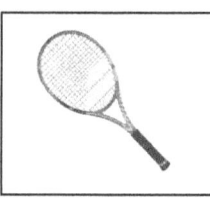

Raquete – Rapete

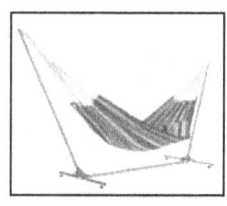

Rete – Rede

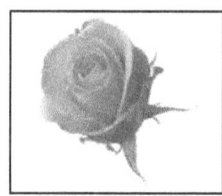

Rosa – Roga

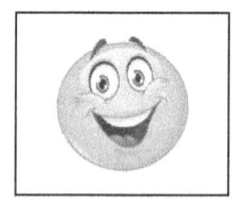

Rimada – Risada

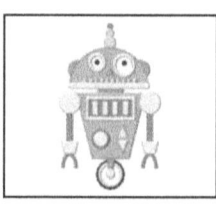

Robô – Rotô

FONEMAS | 113

5. Descubra a letra **R** nas palavras e circule-a:

Pirâmide	Tortura	Burro	Farol	Pranto	Rã
Torta	Frade	Prata	Droga	Reto	Ralo
Compadre	Reunião	Roupa	Pererecа	Farinha	Rio

6. Observe e indique se a consoante **R** se encontra na sílaba que está no início, no meio ou no fim da palavra:

Rampa – ☐ ☐

Pirata – ☐ ☐ ☐

Siri – ☐ ☐

Farol – ☐ ☐

Seringa – ☐ ☐ ☐

Aranha – ☐ ☐ ☐

Trompete – ☐ ☐ ☐

Varanda – ☐ ☐ ☐

Ganguru – ☐ ☐ ☐

Ré – ☐

7. Quantos **Rs** você consegue escutar nas palavras abaixo? Depois de achar, vamos escrever a palavra?

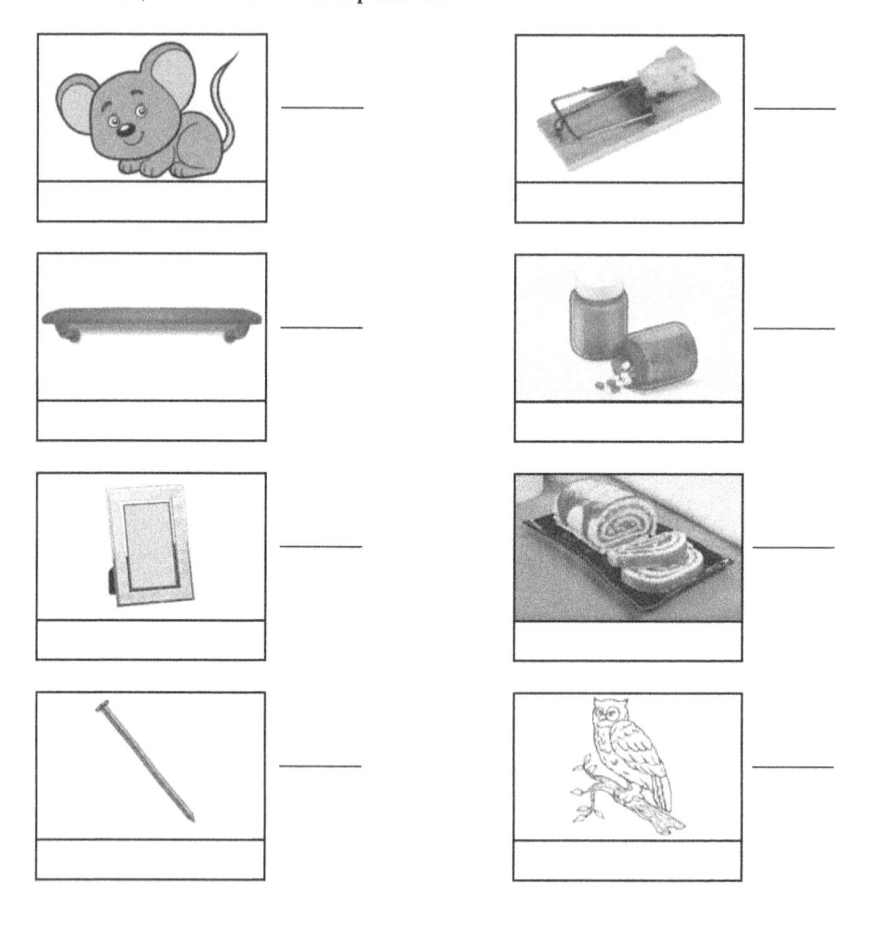

FONEMAS | 115

8. Desenhe 4 objetos que começam com a letra **R**:

9. Palavras com a letra **R**:

   siri – nariz – perereca – orelha – cereja – carneiro – garagem – bateria – farol – aranha – careca – figura – pirata – camarão – carinho – cadeira – seringa – farinha – vara – ferida – canários – xerife – verão – canguru – laranja – porta – garagem – maduro – tubarão – barata – dourado – arma – Mariana – lucro – barro – terra – árvore – arame – revista – lírio – mamadeira – coruja – girafa – madeira – zorro – repolho – rabo – rico – torrada – rato – roupa – ferro – roxo – raposa – rosto – Roberta – gorro – gordo – roda – reunião – jarra – remédio – raquete – rezar – rolha – raio – framboesa – frio – vidro – magro – raposa – marido – Margarida – relaxado – arroz – requeijão

10. Frases com a letra **R**:
    - Rodrigo quebrou o braço da cadeira.
    - O prego não prendeu o quadro na parede direito.
    - Renata separou os brincos e cordões para doar na igreja.
    - Quero sair da creche com Ricardo acordado e esperto.
    - O truque da carteira não é o meu preferido.
    - Meus esportes prediletos são correr e pedalar.
    - Jair sempre fica resmungando das trapaças do pobre padre.
    - Na feira, ontem, eu comprei frutas vermelhas e verduras.
    - Pego o trem das três para poder chegar em Tiradentes no horário certo.
    - A coruja vermelha fica acordada a madrugada inteira.
    - Tirei a rosa de dentro do frasco que jorrava barro.
    - Mariana queria brincar no parque na quarta.
    - O retrato do coronel caiu e quebrou o vidro.
    - Sempre quero parabéns no dia do meu aniversário.
    - Namorei Guilherme durante o mês de janeiro.
    - Encontrei um carrapato no cachorro da chácara.
    - Na floresta tem monstros e vampiros.

FONEMAS

LETRA S

1. Escreva o número de vezes que você movimenta a boca para falar as palavras abaixo:

Sapo	
Serpente	
Suco	
Saco	
Sanduíche	
Samba	
Sino	
Sopa	
Sono	
Sandália	

2. Pinte todas as letras **S** de uma cor e as letras **s** de outra:

S	a	d	s	c	e	r	S	s	s	q	o	S	l	r
t	g	s	q	c	S	S	z	a	h	s	p	y	S	o
s	b	C	s	s	k	S	S	o	l	s	S	s	s	c
P	v	n	u	S	m	q	h	P	h	j	b	S	l	s
s	h	p	d	C	j	X	s	s	f	s	q	S	t	S
r	X	s	S	h	c	q	S	s	S	h	S	q	a	c
S	s	u	x	M	s	k	s	z	S	M	k	s	S	a
S	s	k	S	s	s	c	s	c	w	S	a	o	S	k
y	d	s	S	y	q	S	k	i	S	y	S	s	v	S
s	s	K	d	f	q	S	s	c	S	s	q	S	a	s
S	S	s	w	p	D	o	i	F	S	t	n	b	c	w
v	u	c	s	E	s	s	S	a	S	s	x	S	u	t
p	s	S	p	r	c	z	n	S	s	s	w	k	S	c
s	c	p	S	t	w	ç	y	p	S	r	p	s	c	p
s	v	S	j	a	S	q	s	s	r	p	s	o	F	s

3. Leia o nome do quadro e escreva-o na figura correspondente:

| Selo | Salada | Sino | Sol | Suco | Sabonete |

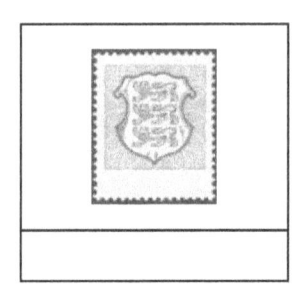

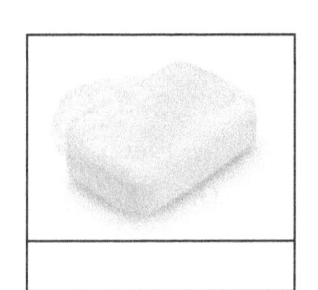

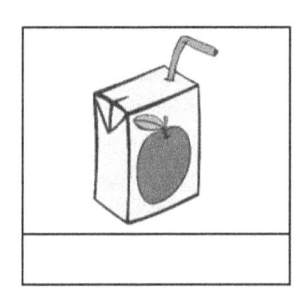

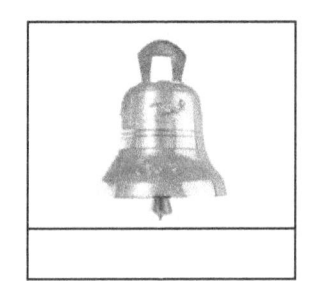

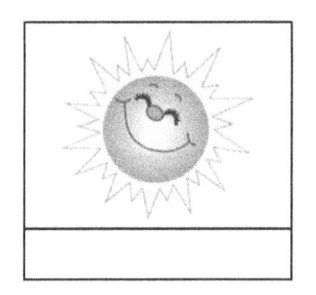

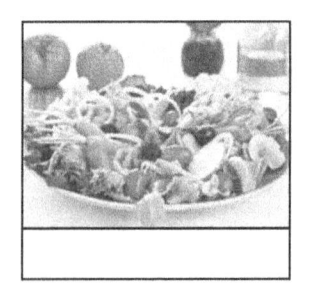

FONEMAS

4. Circule o nome das figuras:

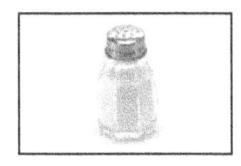

Sal – Cal

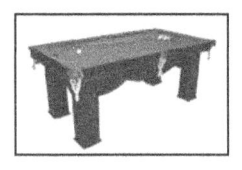

Simuca – Sinuca

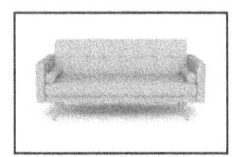

Sová – Sofá

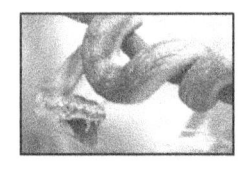

Serpente – Cerpente

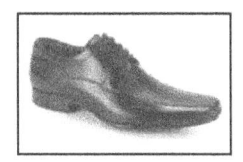

Satapo – Sapato

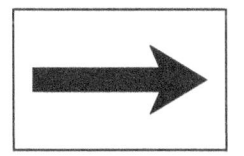

Seta – Sepa

5. Descubra a letra **S** nas palavras e circule-a:

Pastel	Saci	Sapato	Santo	Sorriso	Só
Sopa	Sela	Pista	Casado	Selva	Sassá
Sanduíche	Sapeca	Peste	Passado	Soneca	Passo

6. Observe e indique se a consoante **S** se encontra na sílaba que está no início, no meio ou no fim da palavra:

Siri – ☐ ☐

Travessa – ☐ ☐ ☐

Raso – ☐ ☐

Tapa – ☐ ☐

Sapeca – ☐ ☐ ☐

Espeto – ☐ ☐ ☐

Conversa – ☐ ☐ ☐

Piscada – ☐ ☐ ☐

Pássaro – ☐ ☐ ☐

Sá – ☐

FONEMAS

| 121

7. Quantos **Ss** você consegue escutar nas palavras abaixo? Depois de achar, vamos escrever a palavra?

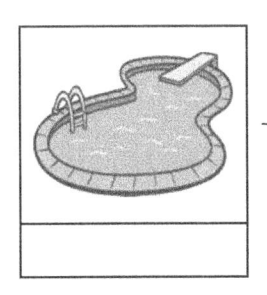

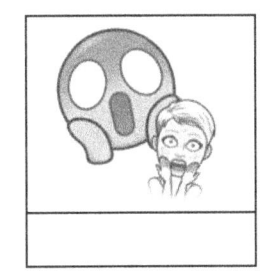

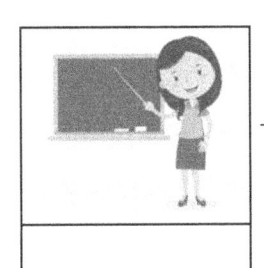

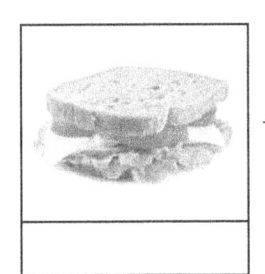

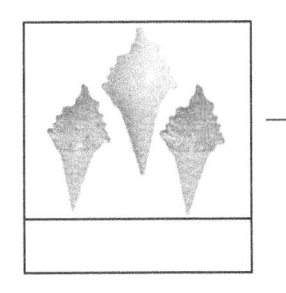

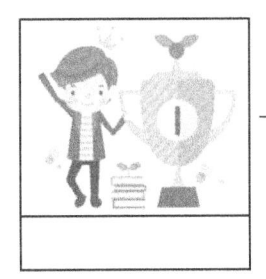

8. Desenhe 4 objetos que começam com a letra **S**:

9. Palavras com a letra **S**:

sucos – Suécia – sofá – bolsa – sapato – som – professora – susto – sapo – sabonete – sopa – coversa – vassoura – aniversário – sentado – selo – urso – sandália – conversa – sala – sacola – sacolé – sinal – passeio – sombra – semáforo – massa – pássaro – selva – sucuri – soldado – sócio – travesseiro – sombra – sarampo – sítio – senzala – sorvete – saudade – silêncio – santo – nossa – música – pesadelo – sentir – sentido – situação – nascimento – assalto – assadeira – sino – Suzana – sininho – salada – sal – camiseta – Sílvio – camisa – basquete – festa – pista – costura – biscoito – sol – rosto – cascata – escada – lustre – pastel – pasta – mosca – esponja – Cristo – revista – óculos – tesouro – monstro – dentista – descanso

10. Frases com a letra **S**:
    - Samuel está pescando nessa semana em Santos.
    - Sempre sinto saudades dos dias ensolarados em Salvador.
    - A revista dessa semana salvou minha desanimada tarde de sábado.
    - O sol assustou os moradores de Sergipe.
    - A serpente sempre rasteja na floresta assombrada.
    - Sônia está de castigo pois esqueceu as tarefas em casa.
    - Os pássaros estragaram o espantalho do sítio.
    - O dentista saiu da cirurgia cansado.
    - Escorreguei da escada pois a casca da banana estava no caminho.
    - As estrelas piscam no céu.
    - O motorista do ônibus escolar saiu sorridente.
    - Segunda e sexta são os dias de inglês na escola.
    - O lápis cai na cesta de basquete.
    - Demos migalhas de sardinhas para os pássaros no bosque.
    - A surpresa do meu aniversário foi maravilhosa.
    - A lista de discos saiu para deixar a discoteca da Sabrina sensacional.

LETRA T

1. Escreva o número de vezes que você movimenta a boca para falar as palavras abaixo:

Tatu	
Turista	
Time	
Tartaruga	
Tenente	
Toca	
Tamanco	
Tinta	
Trem	
Torta	

2. Pinte todas as letras **T** de uma cor e as letras **t** de outra:

T	a	d	t	c	e	r	T	t	t	q	o	T	l	r
t	g	s	q	c	T	T	z	a	h	t	t	y	T	o
s	b	C	t	t	k	T	T	o	l	t	T	t	t	c
T	v	n	u	T	m	q	h	T	h	j	b	T	l	t
t	h	t	d	C	j	X	t	s	f	t	q	T	t	T
r	X	t	T	h	c	q	T	t	T	h	T	q	a	c
T	t	u	x	M	t	k	t	z	T	M	k	t	T	a
T	t	k	T	t	s	c	t	c	w	T	a	o	T	k
y	d	t	T	t	q	S	k	i	T	t	T	t	v	T
t	t	K	d	f	q	T	t	c	T	t	q	T	a	t
T	T	t	w	t	D	o	i	F	T	t	n	b	c	w
v	u	c	t	E	t	t	T	a	T	t	x	T	u	t
t	t	T	t	r	c	z	n	T	t	t	w	k	T	c
t	c	t	T	t	w	ç	y	t	T	r	t	s	c	t
t	v	T	j	a	T	q	t	t	r	t	t	o	F	t

FONEMAS | 125

3. Leia o nome do quadro e escreva-o na figura correspondente:

| Taco | Tinta | Tênis | Túnel | Tocha | Táxi |

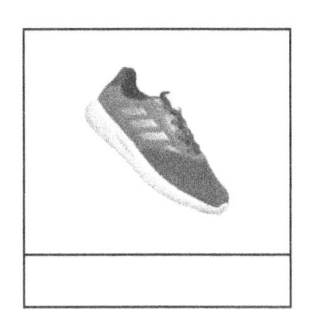

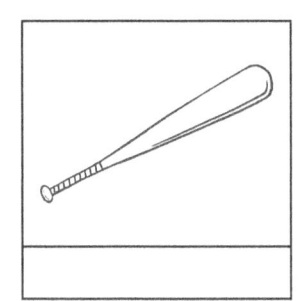

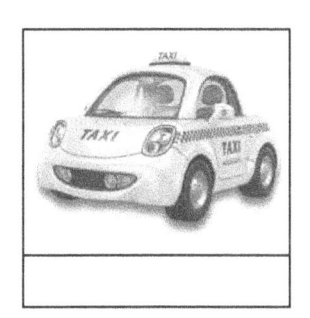

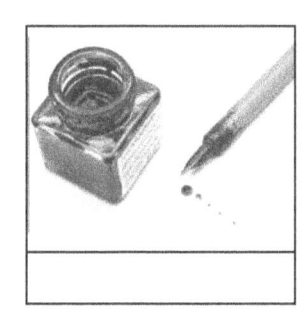

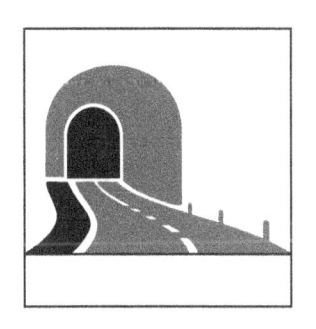

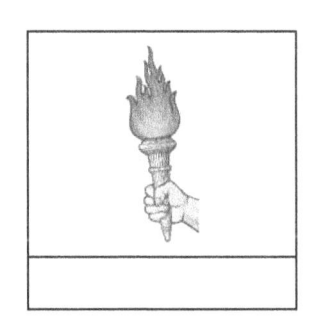

4. Circule o nome das figuras:

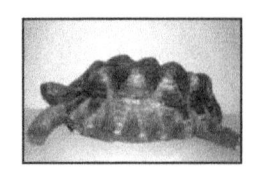

Tartaruga – Tataruga

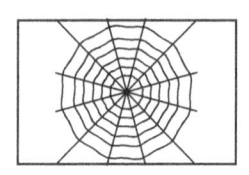

Deia – Teia

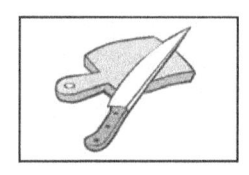

Tápua – Tábua

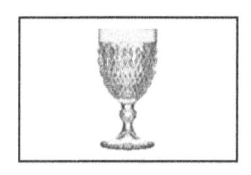

Taça – Tapa

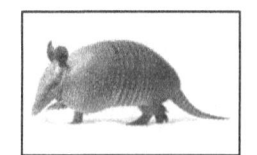

Patu – Tatu

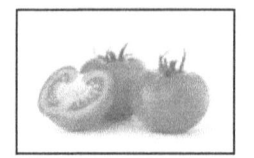

Tomate – Tomati

FONEMAS

5. Descubra a letra **T** nas palavras e circule-a:

Tonto	Telhado	Sapato	Ponta	Pranto	Tá
Ponta	Tito	Pista	Canto	Tampa	Pata
Vento	Pasta	Peste	Planeta	Planta	Taco

6. Observe e indique se a consoante **T** se encontra na sílaba que está no início, no meio ou no fim da palavra:

Tampa – ☐ ☐

Planalto – ☐ ☐ ☐

Pato – ☐ ☐

Tapa – ☐ ☐

Saturno – ☐ ☐ ☐

Espeto – ☐ ☐ ☐

Trompete – ☐ ☐ ☐

Tenente – ☐ ☐ ☐

Ampulheta – ☐ ☐ ☐ ☐

Tia – ☐ ☐

128 Capítulo 1

7. Quantos **Ts** você consegue escutar nas palavras abaixo? Depois de achar, vamos escrever a palavra?

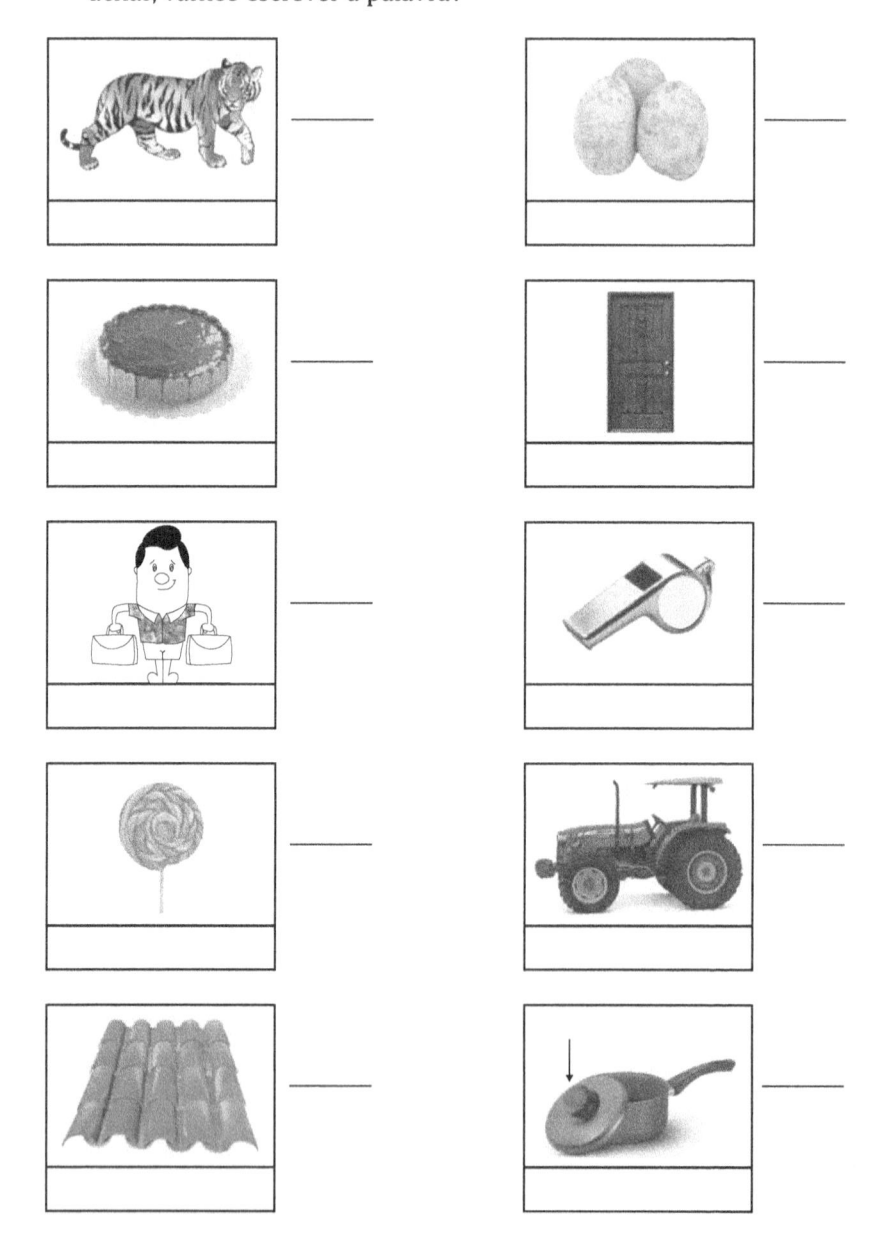

8. Desenhe 4 objetos que começam com a letra **T**:

9. Palavras com a letra **T**:

telefone – tênis – tatu – ventilador – taça – tabuleiro – tinta – tecido – tomate – tamarindo – tapete – tamanco – pintor – tampa – tigre – taco – teto – lata – tábua – teia – telhado – capacete – carpete – terra – castelo – pente – caratê – sabonete – pote – esporte – rato – apito – tijolo – sapato – pirulito – pato – martelo – costa – fita – parto – borboleta – mato – mata – turista – vestido – dente – pimenta – porta – batata – fritura – biscoito – estante – leite – santo – estilo – torcida – tonto – Tico – sorvete – palito – tigela – Otávio – pitanga – certeza – cintura – panetone – pastel – setembro – Antônia – toalha – prato – touro – preto – cimento – estudo – tempo – tempestade – tiro – palmito – turquesa – cantora – tenente – gravata

10. Frases com a letra **T**:
    - Terêncio tem um despertador divertido.
    - A tinta da caneta é preta.
    - O telefone do Tonico tocou o tempo todo na festa.
    - Bete secou as costas com a toalha de tecido.
    - O cantor tomou Toddy antes de cantar para a plateia.
    - O pato e o gato que estavam no sítio foram capturados.
    - Botei o telefone na tomada e ele esquentou bastante.
    - Pintaram a ponte de preto.
    - O garoto achou o termômetro dentro da gaveta do quarto.
    - O rato furou o vestido da Catarina todo.
    - A tartaruga do Téo foi encontrada perto da mata.
    - A gravata do Gilberto estava suja de tinta azul-turquesa.
    - O computador desconectou da tomada ontem.
    - O time de futebol do Tocantins partiu hoje para o aeroporto.
    - Terça e quinta eu tenho dentista.

FONEMAS | 131

LETRA U

1. Escreva o número de vezes que você movimenta a boca para falar as palavras abaixo:

Uno	
Ursula	
Urso	
Urna	
Umbigo	
Unha	
Universo	
Unidade	
Único	
Urubu	

2. Complete as palavras abaixo com a vogal que falta:

   R__bens   Pant__fa   Bl__sa   T__cano   G__G__   Chiq__inha

   __rso   F__maça   Q__ente   F__zil   P__lseira   Ch__va   Cor__ja

   Bl__sa   T__lio   Tij__ca

3. Risque quando encontrar a vogal **U** nas palavras abaixo:

Fusca	Bumbum	Fritura	Sinuca	Língua	Entulho
Furo	Unha	Fruta	Música	Muito	Lua
Roupa	Peruca	Tuba	Peru	Túnel	Uva

4. Pinte todas as letras **U** de uma cor e as letras **u** de outra:

U	a	d	u	c	e	r	U	p	U	q	o	U	l	r
t	g	s	q	c	U	U	z	a	h	u	u	y	U	o
s	b	C	u	u	k	U	U	o	l	u	U	U	u	c
U	v	n	u	U	m	q	h	U	h	j	b	P	l	u
u	h	u	d	C	j	X	U	s	f	p	q	U	t	P
r	X	p	U	h	c	q	U	p	U	h	P	q	a	c
U	p	u	x	M	u	k	u	z	U	M	k	p	U	a
U	u	k	U	u	s	c	u	c	w	P	a	o	U	k
y	d	p	U	u	q	S	k	i	P	p	U	U	v	U
p	p	K	d	f	q	U	p	c	U	u	q	U	a	u
U	U	p	w	p	D	o	i	F	P	p	n	b	c	w
v	u	c	p	E	p	p	U	a	U	u	x	U	u	t
u	u	U	p	r	c	z	n	U	U	u	w	k	u	c
u	c	p	U	t	w	ç	y	u	U	r	U	s	c	p
u	v	U	j	a	U	q	U	u	r	u	u	o	F	u

FONEMAS

133

5. Leia o nome do quadro e escreva-o na figura correspondente:

| Universo | Uva | Unha | Usina | Um | Uniforme |

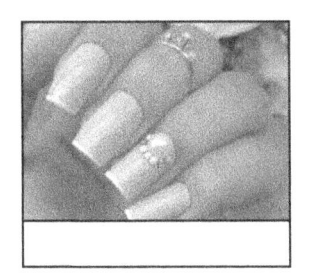

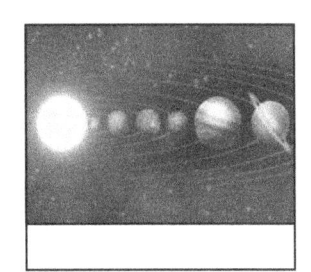

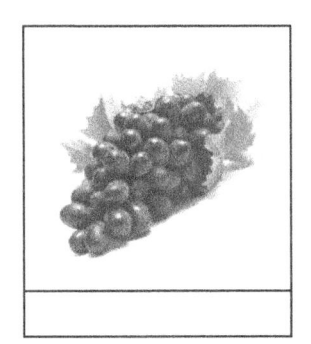

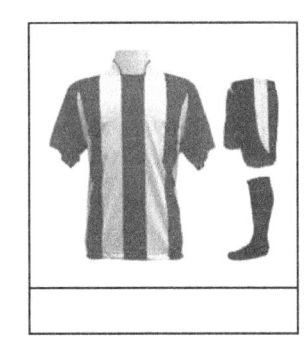

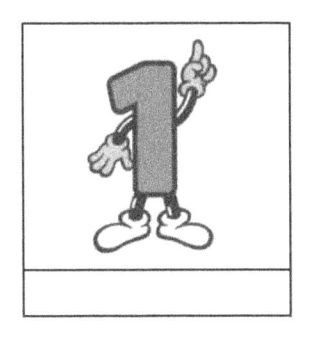

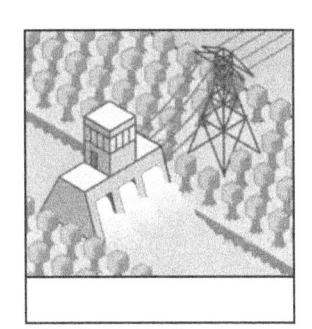

6. Circule o nome das figuras:

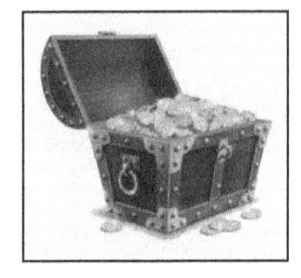

Baú – Bao

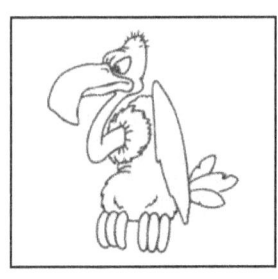

Urupu – Urubu

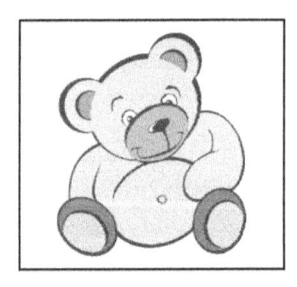

Urco – Urso

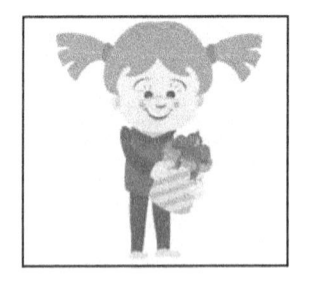

Úrsula – Úrpula

7. Desenhe 4 objetos que comecem com a letra **U**:

8. Observe e indique se a vogal **U** se encontra na sílaba que está no início, no meio ou no fim da palavra:

Fuga – ☐ ☐

Tumulto – ☐ ☐ ☐

Raul – ☐ ☐

Chuchu – ☐ ☐

Urubu – ☐ ☐ ☐

Espeto – ☐ ☐ ☐

Umbigo – ☐ ☐ ☐

Jabuti – ☐ ☐ ☐

Chuva – ☐ ☐

Rua – ☐ ☐

FONEMAS | 137

9. Quantos **Us** você consegue escutar nas palavras abaixo? Depois de achar, vamos escrever a palavra?

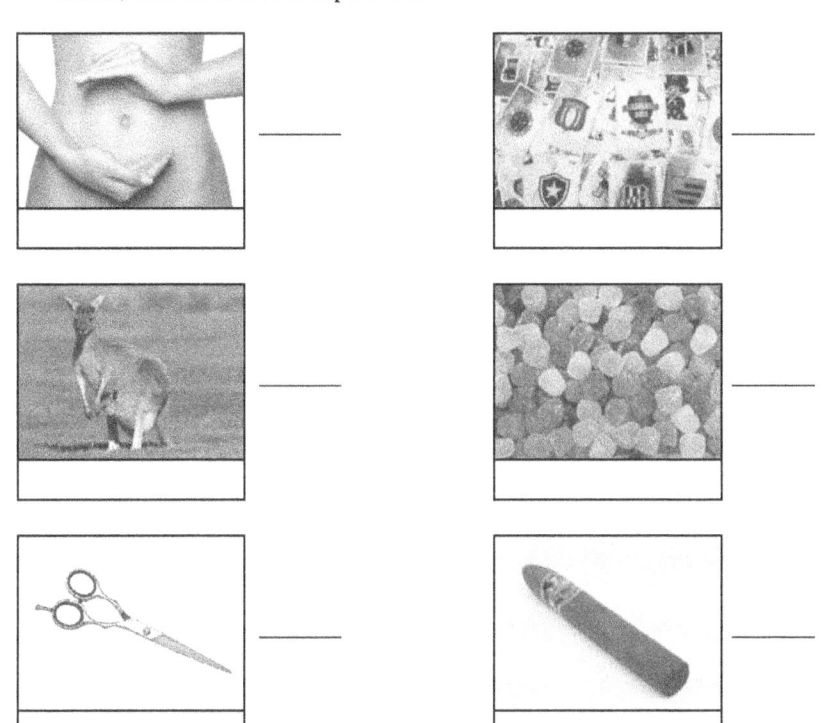

LETRA V

1. Escreva o número de vezes que você movimenta a boca para falar as palavras abaixo:

Vida	
Vaso	
Verde	
Vasco	
Virado	
Velho	
Varal	
Viagem	
Vazio	
Vidro	

2. Pinte todas as letras **V** de uma cor e as letras **v** de outra:

V	a	d	v	c	e	r	V	v	v	q	o	V	l	r
t	g	s	q	c	V	V	z	a	h	v	v	y	V	o
s	b	C	v	v	k	V	V	o	l	p	V	v	v	c
V	v	n	u	V	m	q	h	P	h	j	b	V	l	v
p	h	v	d	C	j	X	p	s	f	v	q	V	t	v
r	X	p	V	h	c	q	V	p	V	h	V	q	a	c
V	v	u	x	M	v	k	p	z	P	M	k	v	V	a
V	v	k	V	v	s	c	v	c	w	V	a	V	P	k
y	d	v	V	v	q	S	k	i	P	v	V	v	v	V
v	p	K	d	f	q	V	v	c	V	v	q	P	a	p
V	v	v	w	p	D	o	i	F	V	p	n	b	c	w
v	u	c	v	E	p	p	V	a	P	v	x	V	u	t
v	v	V	p	r	c	z	n	P	v	p	w	k	P	c
v	c	p	V	t	w	ç	y	p	V	r	p	s	c	v
p	v	v	j	a	V	q	v	v	r	p	v	o	F	v

FONEMAS | 139

3. Leia o nome do quadro e escreva-o na figura correspondente:

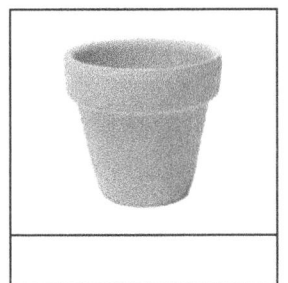

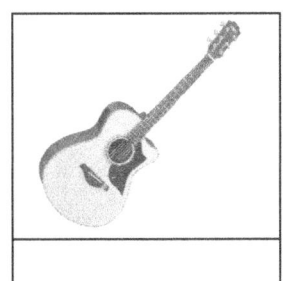

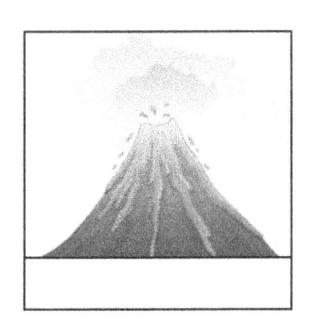

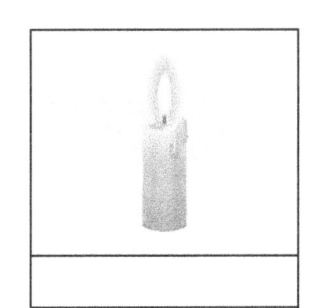

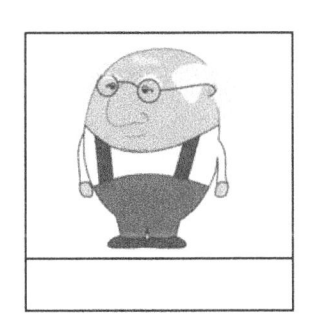

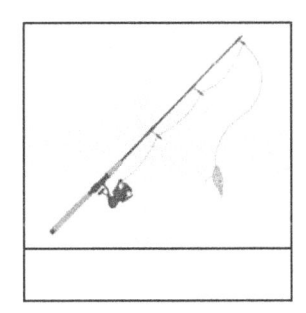

| Vaso | Vela | Violão | Vovô | Vulcão | Vara |

4. Circule o nome das figuras:

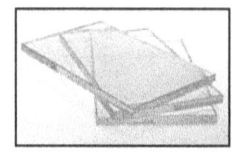

Vidro – Vipro

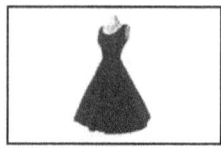

Festido – Vestido

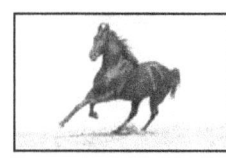

Cavalo – Cavapo

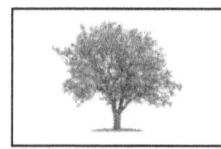

Árvore – Árfore

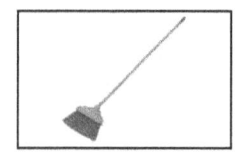

Vasora – Vassoura

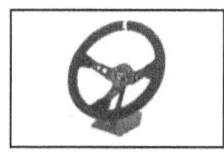

Volante – Votante

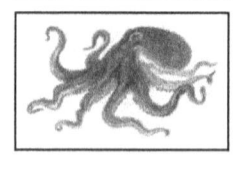

Povo – Polvo

5. Descubra a letra **V** nas palavras e circule-a:

Visão	Volante	Sapato	Vinho	Viola	Voz
Vermelho	Vesgo	Verde	Verão	Vampiro	Vila
Vontade	Veloz	Visita	Neve	Voto	Vez

6. Observe e indique se a consoante **V** se encontra na sílaba que está no início, no meio ou no fim da palavra:

Vida – ☐ ☐

Ervilha – ☐ ☐ ☐

Povo – ☐ ☐

Luva – ☐ ☐

Conversa – ☐ ☐ ☐

Navio – ☐ ☐ ☐

Voador – ☐ ☐ ☐

Vermelho – ☐ ☐ ☐

Novelo – ☐ ☐ ☐

Vi – ☐

7. Quantos **Vs** você consegue escutar nas palavras abaixo? Depois de achar, vamos escrever a palavra?

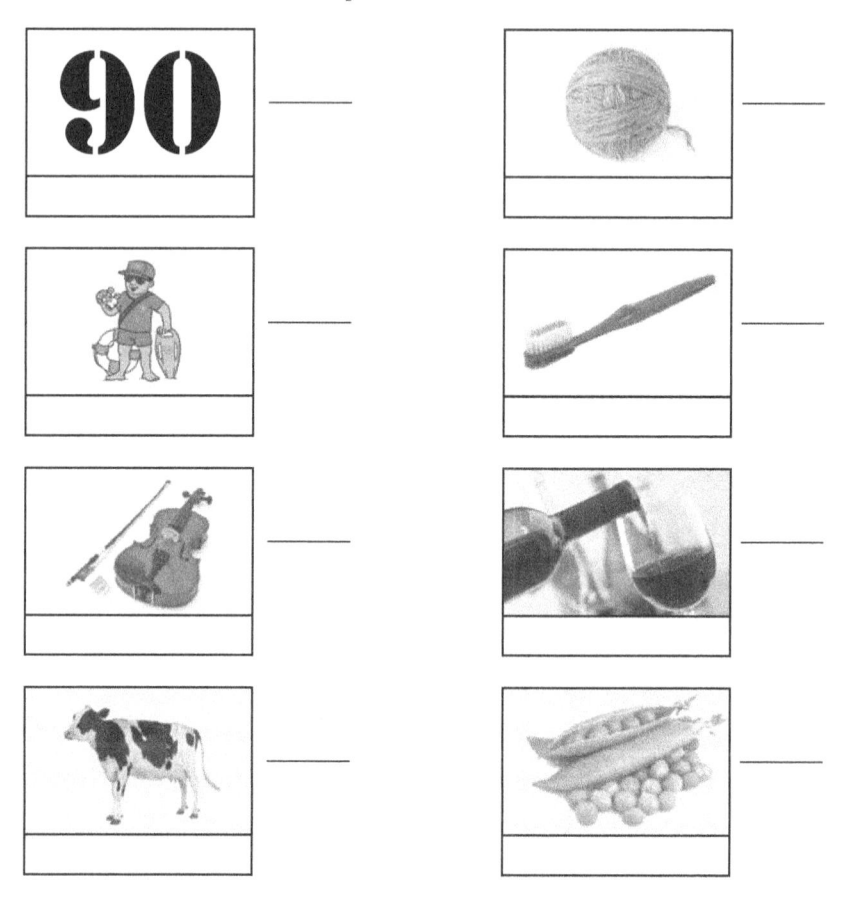

8. Desenhe 4 objetos que começam com a letra **V**:

9. Palavras com a letra **V**:

vaca – ventilador – vara – vapor – violino – voz – vermelho – chuva – vestido – neve – nuvem – vistoria – vitória – vaso – volante – violeta – vespa – vela – vulcão – ovo – vara – varal – lavanda – escova – chave – velho – verde – vidraça – verão – vassoura – avião – vento – uva – violão – vovó – voar – veadinho – sorvete – visão – vinho – visita – vitamina – alvo – convite – nave – povo – ervilha – televisão – polvo – aniversário – selva – luvas – cavalo – jovem – noivo – Salvador – pavão – navio – árvore – novelo – curva – vesgo – verdade – vida – vontade – vasilhame – vagalume – vizinho – vila – Vicente – chuveiro – trave – traveseiro – ovelha – gavião

10. Frases com a letra **V**:
    - A velha vestiu um vestido vermelho.
    - Minha voz parecia um violino velho.
    - Vicente varreu com a vassoura os vidros.
    - O vendedor vendeu noventa ovos para Vitória.
    - Vendemos cavalos, vacas e ovelhas para o vereador de Viçosa.
    - O navio levava vagem e ervilha para Valter sobreviver no inverno.
    - A chave estava na gaveta de Vera e ninguém viu.
    - Montei a árvore na véspera de Natal.
    - O vento destruiu a vila e tombou muitas árvores.
    - A vitrine estava com a coleção de verão e inverno renovada.
    - Meu vizinho tomou sorvete de uva verde e aprovou o sabor revigorante da fruta.
    - Tomávamos vinho no inverno vendo a neve cair.
    - As revistas vendem verdades e velhas notícias.
    - Fui no vendedor reclamar do chuveiro errado que ele vendeu.
    - Vi gaivotas voando perto do navio.
    - Os vasos vermelhos de violetas são valiosos.
    - A vizinhança viu a valise da Verbena virar dentro do automóvel.

FONEMAS | 145

LETRA Z

1. Escreva o número de vezes que você movimenta a boca para falar as palavras abaixo:

Zorro	
Zago	
Zoológico	
Zazá	
Zebra	
Zeca	
Zorra	
Zafira	
Zico	
Zorba	

2. Pinte todas as letras **Z** de uma cor e as letras **z** de outra:

Z	a	d	z	c	e	r	Z	p	z	q	o	Z	l	r
t	g	s	q	c	Z	Z	z	a	h	z	p	y	Z	o
s	b	C	p	p	k	Z	P	o	l	p	Z	z	z	c
Z	v	n	u	Z	m	q	h	Z	h	j	b	Z	l	z
z	h	p	d	C	j	X	z	s	f	p	q	Z	t	Z
r	X	p	Z	h	c	q	Z	z	Z	h	Z	q	a	c
Z	p	u	x	M	z	k	p	z	Z	M	k	p	P	a
P	p	k	Z	z	s	c	p	c	w	Z	a	o	Z	k
y	d	p	P	p	q	S	k	i	Z	p	Z	p	v	Z
z	z	K	d	f	q	P	p	c	Z	z	q	P	a	p
P	Z	p	w	p	D	o	i	F	P	p	n	b	c	w
v	u	c	p	E	z	p	Z	a	Z	z	x	Z	u	t
p	z	Z	p	r	c	z	n	Z	p	p	w	k	P	c
z	c	p	P	t	w	ç	y	z	Z	r	p	s	c	z
p	v	Z	j	a	P	q	p	p	r	z	p	o	F	z

3. Leia o nome do quadro e escreva-o na figura correspondente:

| Zíper | Zumbi | Zorro | Zazá | Zero | Zangado |

4. Descubra a letra **Z** nas palavras e circule-a:

Amazonas	Cinza	Zarolho	Sozinho	Zulmira	Zizi
Azul	Zona	Zero	Vizinho	Giz	Zezé
Zumbido	Reza	Azedo	Zínia	Zelador	Zoé

5. Pinte 4 objetos com a letra **Z**:

6. Palavras com a letra **Z**:
cinza – dezena – Fortaleza – cozinha – beleza – Zazá – azul – azeite – Suzana – zebu – zebra – zoológico – vizinho – sozinho – Zico – vizinho

2 DIFERENÇAS ENTRE LETRAS FONETICAMENTE SEMELHANTES

1. Pinte todas as letras **c** de uma cor e as letras **s** de outra:

c	s	s	c	s	c	s	c	c	s	c	s	c	c	s
s	c	c	s	c	s	c	c	s	c	s	c	s	s	c
c	c	s	c	s	c	s	s	c	s	c	s	c	c	s
s	s	c	s	c	s	c	c	s	c	s	c	s	s	c
s	c	s	c	c	s	s	c	c	s	c	s	c	s	s
c	s	c	s	s	c	c	s	c	c	s	c	s	c	s
s	c	s	c	c	s	c	s	c	s	c	s	c	s	c
c	s	c	s	c	s	c	c	s	c	s	c	c	s	c
s	c	s	s	c	s	c	s	c	s	s	c	s	c	s
c	s	c	c	s	c	s	c	s	c	c	s	c	s	c
s	c	s	c	s	c	s	s	c	s	c	c	s	c	s
c	s	s	c	s	c	s	c	s	c	s	c	s	c	s
s	c	c	s	c	s	c	s	s	c	s	s	c	s	c
c	s	s	c	s	c	c	s	c	s	s	c	s	c	s
s	s	c	s	c	c	s	c	s	s	c	s	c	c	s

2. Pinte todas as letras **t** de uma cor e as letras **d** de outra:

t	d	d	t	d	t	d	t	d	t	d	t	d	t	d
d	t	d	d	t	d	t	d	t	d	t	d	t	d	t
t	d	t	d	t	d	t	t	d	t	d	t	d	t	d
d	t	d	t	d	t	d	d	t	d	t	d	t	d	t
t	d	t	d	t	d	t	d	t	d	t	d	t	d	d
d	t	d	t	d	t	d	t	d	t	d	t	d	t	d
t	d	t	d	t	d	t	d	t	d	t	d	t	d	d
d	t	d	t	d	t	d	t	d	t	d	t	d	t	t
d	d	t	d	t	d	t	d	t	d	t	d	t	d	d
t	t	d	t	d	t	d	t	d	t	d	t	d	t	d
d	t	t	d	t	d	t	d	t	d	t	d	t	d	t
t	d	t	d	d	t	d	t	d	t	d	t	d	t	d
d	t	d	t	d	t	d	t	d	t	d	t	d	t	d
t	d	t	d	t	d	t	d	t	d	t	d	t	d	t
d	t	d	t	d	t	d	t	d	t	d	t	d	t	d

3. Pinte todas as letras **q** de uma cor e as letras **d** de outra:

q	d	q	d	q	d	q	d	q	d	q	d	q	d	q
d	q	d	q	d	q	d	q	d	q	d	q	d	q	d
q	q	d	d	q	d	q	d	q	d	q	d	q	d	q
d	q	d	q	d	q	d	q	d	q	d	q	d	q	d
q	d	q	d	q	d	q	d	q	d	q	d	q	d	q
d	q	d	q	d	q	d	q	d	q	d	q	d	q	d
q	q	q	d	q	d	q	d	q	d	q	d	q	d	q
d	q	d	q	d	q	d	q	d	q	d	q	d	q	d
q	d	q	d	q	d	q	d	q	d	q	d	q	d	q
d	q	d	q	d	q	d	q	d	q	d	q	d	q	d
q	d	q	d	q	d	q	d	q	d	q	d	q	d	q
d	q	d	q	d	q	d	q	d	q	d	q	d	q	d
q	d	q	d	q	d	q	d	q	d	q	d	q	d	q
d	q	d	q	d	q	d	q	d	q	d	q	d	q	d
q	d	q	d	q	d	q	d	q	d	q	d	q	d	q

DIFERENÇAS ENTRE LETRAS FONETICAMENTE SEMELHANTES | 151

4. Pinte todas as letras **n** de uma cor e as letras **u** de outra:

n	u	n	u	n	u	n	u	n	u	n	u	n	u	n
u	n	u	n	u	n	u	n	u	n	u	n	u	n	u
n	u	n	u	n	u	n	u	n	u	n	u	n	u	n
u	n	u	n	u	n	u	n	u	n	u	n	u	n	u
u	u	n	u	n	u	n	u	n	u	n	u	n	u	n
n	u	n	u	n	u	n	u	n	u	n	u	n	u	n
u	n	u	n	u	n	u	n	u	n	u	n	u	n	u
u	u	n	u	n	u	n	u	n	u	n	u	n	u	n
n	n	u	n	u	n	u	n	u	n	u	n	u	n	u
u	n	n	u	n	u	n	u	n	u	n	u	n	u	n
u	n	u	n	u	n	u	n	u	n	u	n	u	n	u
n	u	n	u	n	u	n	u	n	u	n	u	n	u	n
u	n	u	n	u	n	u	n	u	n	u	n	u	n	u
n	u	n	u	n	u	n	u	n	u	n	u	n	u	n
u	n	u	n	u	n	u	n	u	n	u	n	u	n	u

5. Pinte todas as letras **p** de uma cor e as letras **b** de outra:

p	p	b	b	p	b	p	p	b	p	b	b	p	b	p
p	p	b	p	b	p	b	b	p	b	p	b	b	p	p
b	p	p	b	b	p	b	p	b	p	b	p	b	p	b
b	b	p	b	p	b	p	b	b	p	b	b	b	p	p
p	p	b	p	b	p	b	b	p	b	p	b	p	b	b
b	b	p	b	p	b	p	p	b	p	b	p	b	p	b
p	b	b	p	p	b	p	b	p	b	p	b	p	b	p
b	p	b	p	b	p	b	p	b	p	b	p	b	p	b
p	b	p	b	p	b	p	b	p	b	p	b	p	p	p
b	p	b	p	b	p	b	p	b	p	b	p	b	p	p
p	b	p	b	p	b	p	b	p	b	p	b	p	b	p
b	p	b	p	b	p	b	p	b	p	b	p	b	p	b
p	p	b	p	b	b	p	b	p	b	p	b	p	b	p
b	p	p	b	p	b	p	b	p	b	p	b	p	b	p
p	b	b	p	b	p	b	b	p	p	b	p	b	p	b

6. Pinte todas as letras **v** de uma cor e as letras **f** de outra:

f	v	v	f	f	v	f	v	f	v	f	v	f	f	v
v	v	f	v	v	v	f	f	v	f	v	f	v	v	f
f	v	f	v	f	v	v	f	v	v	f	v	f	f	v
v	f	v	f	v	f	f	v	f	f	v	f	v	f	f
f	v	f	v	f	v	v	f	v	f	f	v	f	v	v
v	f	v	f	v	f	v	v	f	v	f	f	v	f	f
f	v	f	v	f	v	f	v	v	f	v	v	f	v	f
v	f	v	f	v	f	v	v	f	f	v	f	v	f	v
f	v	f	v	f	v	f	v	f	v	f	v	f	v	f
v	f	v	f	v	f	v	f	f	v	v	f	v	f	v
f	v	f	v	f	v	f	v	f	v	f	v	f	v	f
v	v	f	v	f	v	f	v	f	v	f	v	f	v	f
f	v	f	f	v	f	v	f	v	f	v	f	v	f	v
v	f	v	f	v	v	f	v	f	v	f	v	f	v	f
f	v	f	v	f	v	f	v	f	v	f	v	v	f	v

7. Pinte todas as letras **n** de uma cor e as letras **m** de outra:

n	m	n	m	n	m	n	m	n	m	n	m	n	m	n
m	n	m	n	m	n	m	m	n	n	m	n	m	n	m
n	m	n	m	n	m	n	m	n	m	n	m	n	m	n
m	n	m	n	m	n	m	n	m	n	m	n	m	n	m
n	m	n	m	n	m	n	m	n	m	n	m	n	m	n
m	n	m	n	m	n	m	n	m	n	m	n	m	n	m
n	m	n	m	n	m	n	m	n	m	n	m	n	m	n
m	n	m	n	m	n	m	n	m	n	m	n	m	n	m
n	m	n	m	n	m	n	m	n	m	n	m	n	m	n
m	n	m	n	m	n	m	n	m	n	m	n	m	n	m
n	m	n	m	n	m	n	m	n	m	n	m	n	m	n
m	n	m	n	m	n	m	n	m	n	m	n	m	n	m
n	m	n	m	n	m	n	m	m	n	n	m	n	m	n
m	n	m	n	m	n	m	n	m	n	m	n	n	m	n
n	m	n	m	n	m	n	m	n	m	n	m	n	n	m

DIFERENÇAS ENTRE LETRAS FONETICAMENTE SEMELHANTES | 153

8. Pinte todas as letras **g** de uma cor e as letras **q** de outra:

g	q	g	q	g	q	g	q	g	q	g	q	g	q	g
q	g	q	g	q	g	q	g	q	g	q	g	q	g	q
g	q	g	q	g	q	g	q	g	q	g	q	g	q	g
g	q	q	g	q	g	q	g	q	g	q	g	q	g	q
q	g	g	q	g	q	g	q	g	q	g	q	g	q	g
g	q	g	q	g	q	g	q	g	q	g	q	g	q	g
g	q	q	g	q	g	q	g	q	g	q	g	q	g	q
q	g	q	g	q	g	q	g	q	g	q	g	q	g	g
g	q	g	q	g	q	g	q	g	q	g	q	g	q	g
q	g	q	g	q	g	q	g	q	g	q	g	q	g	q
g	q	g	q	g	q	g	q	g	q	g	q	g	q	g
q	g	q	g	q	g	q	g	q	g	q	g	q	g	q
g	q	g	q	g	q	g	q	g	q	g	q	g	q	g
q	g	q	g	q	g	q	g	q	g	q	g	q	g	q
g	q	g	q	g	q	g	q	g	q	g	q	g	q	g

3 ADIVINHE O QUE É O QUE É

1. O QUE É O QUE É?

Adivinhe que contos de fadas são esses:

Eram três irmãos
Moravam na floresta
Construíram suas casas
O lobo queria come-los

Eram 3 ursos com fome
A menina arrumou a casa toda
Havia três tigelas com uma sopa gostosa

Um senhor que conserta relógios
Um menino que foi feito de madeira
Ele escolheu mentir e seu nariz cresceu
A fada transformou o menino em gente

A bruxa má fez uma maçã com feitiço
Era branca como a neve
Ficou amiga de 7 anões
Foi salva com um beijo de amor

Foi visitar a vovó
Desobedeceu a mamãe e foi pela floresta
Encontrou um lobo bem malvado
Foi salva pelo caçador

O pai da menina morreu
A madrasta era muito má
Ganhou um sapatinho de cristal da fada madrinha
Encontrou um príncipe encantado

Seu pai era o rei do mar
Salvou um lindo príncipe no mar
Tem um amigo chamado Sebastião
Ama cantarolar no fundo do mar

Morava em uma torre bem alta
Tem um cabelo muito grande
Uma bruxa má roubou a menina dos seus pais
Um príncipe achou a menina quando passeava a cavalo

A bruxa jogou um feitiço no castelo
Três fadas cuidaram da menina
A menina dormiu por muitos anos
Um beijo de amor desfez o feitiço

---

2. RESPONDA AS ADVINHAS ABAIXO:

Tem coroa, mas não é rei.
Tem escama, mas não é peixe.
(abacaxi)

Bebe leite, mas não bebe café.
Fica no telhado, mas não é chaminé.
(gato)

Não é gostoso, mas dá água na boca.
(copo)

Sem cordão eu não ando, com cordão não posso andar.
Só o cordão puxando, é que me fazem rodar.
(pião)

É verde como o campo, mas campo não é.
Fala como homem, mas homem não é.
(papagaio)

Em gaiola não se prende, só se prende quando solta.
Por mais alto que ela voe, presa vai, presa volta.
(pipa)

Parece um palito muito fininho e na cabeça carrega um pontinho.
(a letra i)

Quanto mais quente me sinto,
Mais fresco dizem que estou.
(pão)

Sou comprida e fininha.
Tenho um nariz amarelinho e quente.
Se me deixam em pé
Vou sumindo devagarzinho.
(vela)

Tem bico e não dá bicada.
Tem asa e não voa.
(bule)

---

4 TRAVA-LÍNGUA

Qual é o doce que é mais doce que o doce de batata-doce?
Respondi que o doce que é mais doce que o doce de batata-doce é o doce que é feito com o doce do doce de batata-doce.

Seis serras serram seis ciprestes.
Sessenta serras serram sessenta ciprestes.

O sapo dentro do saco
O saco com o sapo dentro
O sapo batendo papo
E o saco soltando vento.

Atrás da porta torta tem uma porca morta.

Quando digo digo digo digo, não digo Diogo.
Quando digo Diogo, digo Diogo, não digo digo.

Um pinto dentro da pia pia quando a pipa pinga; se a pipa pinga o pinto pia, se pia o pinto a pipa pinga.

A lontra prendeu a tromba do monstro de pedra e a prenda de prata de Pedro, o pedreiro.

Pra índio pirá. Peixe em tupi é pirá. Tem muito pirá na água: piraboca, piracanjuba, pirajuba, piraíba, pirarucu, piraí. Tem muito peixe pirando, pira peixe por aí.

Se a aranha arranha a rã, se a rã arranha a aranha, como a aranha arranha a rã? Como a rã arranha a aranha?

Quem a paca cara compra, paca cara pagará.

O que é que Cacá quer? Cacá quer caqui.
Qual caqui Cacá quer? Cacá quer qualquer caqui.

Vento veloz e vingativo varre a várzea com violência.

A naja egípcia gigante age e reage hoje, já.
A jovem ninja ajeita a jarra e finge de nojo.

O zangão zanza as asas azuis:
Zum zum zum e zás!
A zebra zaina zurra zangada.

Fia, fio a fio, fino fio, frio a frio.

Farofa bem feita com muita farinha fofa faz uma fofoca feia.

Atrás da porta torta tem uma porca morta.

Sabendo o que sei e sabendo o que sabes
e o que não sabes e o que não sabemos,
ambos saberemos se somos sábios,
sabidos ou simplesmente saberemos
se somos sabedores.

O tempo perguntou ao tempo
quanto tempo o tempo tem.
O tempo respondeu ao tempo
que não tem tempo para dizer ao tempo que o tempo do tempo é o tempo que o tempo tem.

A sábia não sabia que o sábio sabia que o sabiá sabia que o sábio não sabia que o sabiá não sabia que a sábia não sabia que o sabiá sabia assobiar.

Não confunda ornitorrinco com otorrinolaringologista,
ornitorrinco com ornitologista,
ornitologista com otorrinolaringologista,
porque ornitorrinco é ornitorrinco,
ornitologista é ornitologista e
otorrinolaringologista é otorrinolaringologista.

Disseram que na minha rua há paralelepípedos feitos de paralelogramos.
Seis paralelogramos tem um paralelepípedo.
Mil paralelepípedos tem uma paralelepipedovia.
Uma paralelepipedovia tem seis mil paralelogramos.
Então uma paralelepipedovia é uma paralelogramolândia?

Maria-mole é molenga, se não é molenga,
Não é maria-mole. É coisa malemolente,
Nem mala, nem mola, nem Maria, nem mole.

Lá atrás daquela jarra
Tem uma aranha rara.
Tanto a aranha arranha a jarra
Quanto a jarra arranha a aranha.

5 CATEGORIA

1. Copie as palavras nas categorias adequadas:

LIMÃO	PETECA	MANGA	DOMINÓ
MACACO	CAMINHÃO	CÃO	MAMÃO
AMORA	RATO	MINHOCA	MESA
CAMELO	MORANGO	BONECA	FORMIGA

Frutas – _____

Brinquedos – _____

Animais – _____

2. Numere as mercadorias que estão espalhadas nas categorias apresentadas. Depois escreva-as ao lado de cada categoria.

(1) bebidas: _____

(2) frios e congelados: _____

(3) laticínios: _____

(4) higiene pessoal: _____

(5) biscoito doce: _____

(6) biscoito salgado: _____

(7) produto de limpeza: _____

(8) achocolatado: _____

(9) sobremesas: _____

(10) mercearia: _____

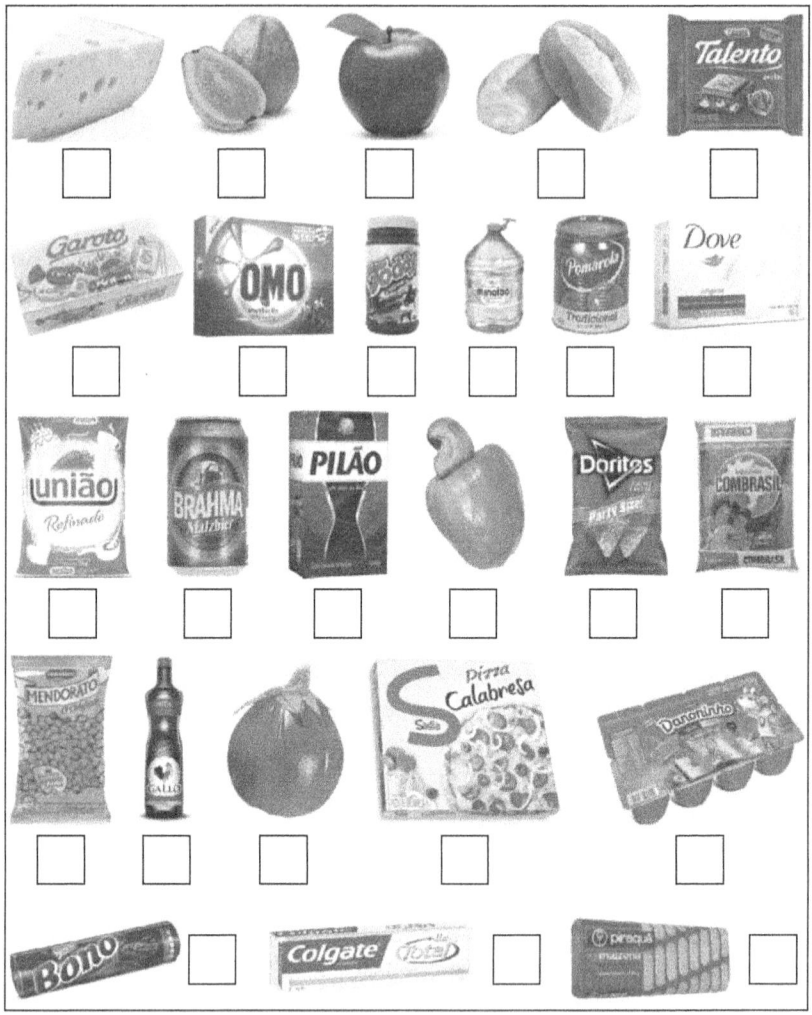
Talento
Garoto
OMO
Pomarola
Tradicional
Dove
União
Refinado
BRAHMA
Malzbier
PILÃO
Doritos
Party Size
COMBRASIL
MENDORATO
GALLO
Pizza
Calabresa
Sadia
Danoninho
Bono
Colgate
Total

6
APONTE O QUE SERVE PARA...

Comer, vestir, lavar as mãos, tomar, colocar algo, calçar, escovar os dentes, sentar, olhar, colorir, apagar, se cobrir, cortar, secar o cabelo, abrir a porta:

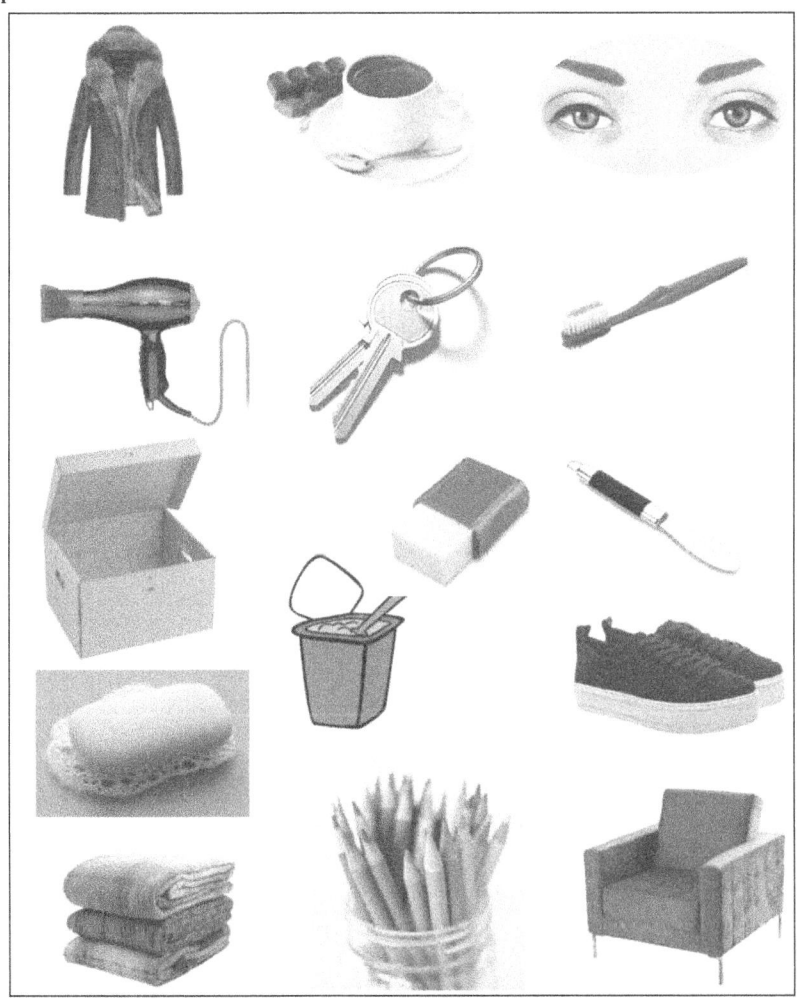

7 Cores

1. Pinte o que se pede:
   A bola de futebol.

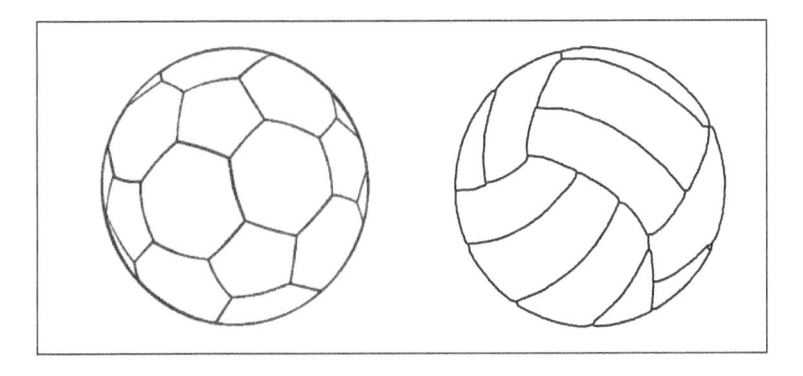

   Um bichinho que pula e sua cor é verde.

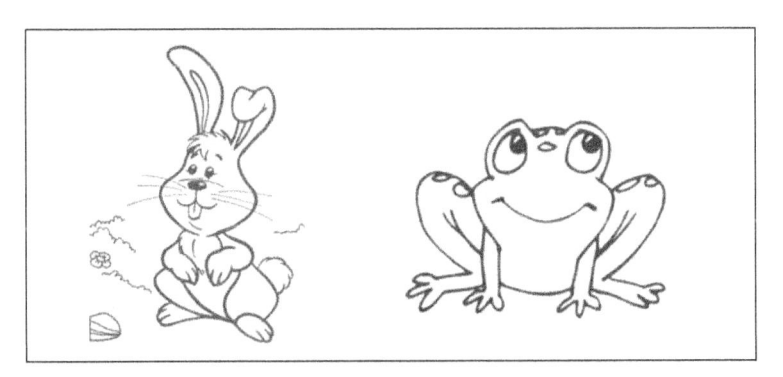

Um brinquedo que solta fumaça.

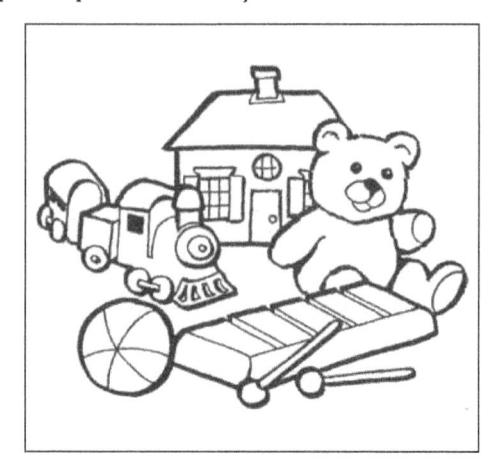

Os brinquedos que fazem barulho.

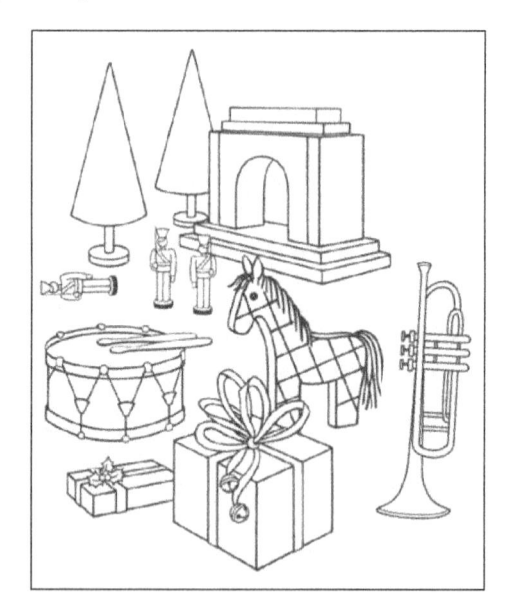

CORES | 167

A árvore de natal.

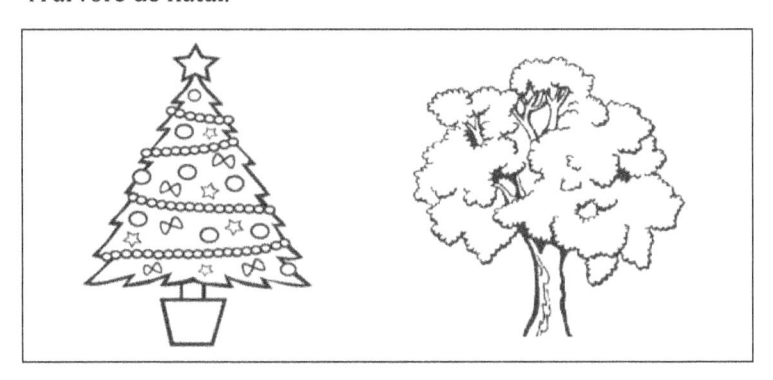

2. Pinte os objetos que oferecem risco de acidentes para você:

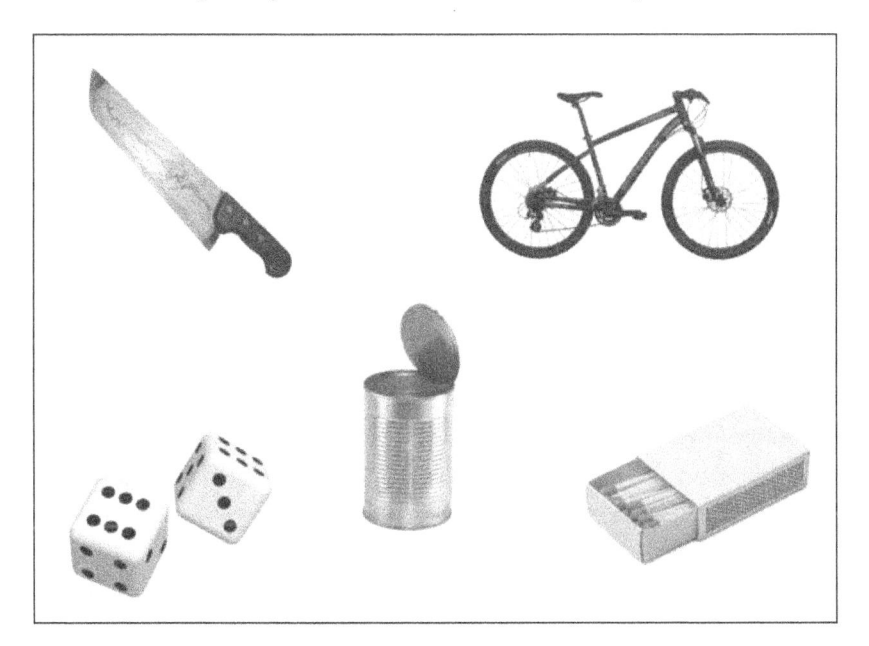

8 OBSERVAÇÃO DE CENAS

1. Envolva as palavras que estão representadas pelas figuras:

   Nesta rua, nesta rua, tem um bosque
   Que se chama, que se chama, Solidão
   Dentro dele, dentro dele mora um anjo
   Que roubou, que roubou meu coração

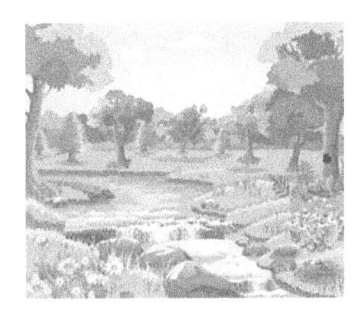

   Se eu roubei, se eu roubei seu coração
   É porque tu roubastes o meu também
   Se eu roubei, se eu roubei teu coração
   É porque eu te quero tanto bem

   Se esta rua se esta rua fosse minha
   Eu mandava, eu mandava ladrilhar
   Com pedrinhas, com pedrinhas de brilhante
   Para o meu, para o meu amor passar.

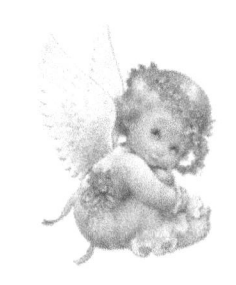

2. Desenhe os animais encontrados na história:

"A história da dona baratinha"

Era uma vez uma baratinha que varria o salão quando, de repente, encontrou uma moedinha:

– Obá! Agora fiquei rica, e já posso me casar!

Este era o maior sonho da Dona Baratinha, que queria muito fazer tudo como tinha visto no cinema.

Então, colocou uma fita no cabelo, guardou o dinheiro na caixinha, e foi para a janela cantar:

– Quem quer casar com a Dona Baratinha, que tem fita no cabelo e dinheiro na caixinha?

Um ratinho muito interesseiro estava passando por ali, e ficou imaginando o grande tesouro que a baratinha devia ter encontrado para cantar assim tão feliz, tentou muito chamar sua atenção e dizer: – Eu quero! Eu quero! Mas ele era muito pequeno e tinha a voz muito fraquinha e, enquanto cantava, Dona Baratinha nem ouviu.

Então chegou um cachorro, com seu latido forte, que foi logo dizendo: – Eu quero! Au! Au!

Mas, Dona Baratinha se assustou muito com o barulho dele, e disse:

– Não, não, não, não quero você não, você faz muito barulho!

E o cachorrão foi embora.

O ratinho pensou: agora é minha vez! Mas...

– Eu quero, disse o elefante.

Dona Baratinha, com medo que aquele animal fizesse muito barulho, pediu que ele mostrasse como fazia. E ele mostrou:

– Não, não, não, não quero você não, você faz muito barulho!

E o elefante foi embora.

O ratinho pensou novamente: "Agora é a minha vez!", mas...

Outro animal já ia dizendo bem alto: – Eu quero! Eu quero!

E Dona Baratinha perguntou:

– Como é o seu barulho?

– GRRR! Era um enorme leão.

– Não, não, não, não quero você não, você faz muito barulho!

E vieram então vários outros animais: o rinoceronte, o pato, o papagaio, a onça, o tigre... A todos Dona Baratinha disse não: ela tinha muito medo de barulho forte.

E continuou a cantar na janela:

– Quem quer casar com a Dona Baratinha, que tem fita no cabelo e dinheiro na caixinha?

Também veio o urso, o macaco, o galo, o touro, o bode, o lobo... Nem sei quantos mais.

A todos Dona Baratinha disse não.

Já estava quase desistindo de encontrar aquele com quem iria se casar.

Foi então que percebeu alguém pulando, exausto de tanto gritar: "Eu quero! Eu quero!"

– Ah! Achei alguém de quem eu não tenho medo! E é tão bonitinho! – disse a Dona Baratinha. Enfim, podemos nos casar!

Então, preparou a festa de casamento mais bonita, com novas roupas, enfeites e, principalmente, comidas.

Essa era a parte que o Ratinho mais esperava: a comida.

O cheiro maravilhoso do feijão que cozinhava na panela deixava o Ratinho quase louco de fome. Ele esperava, esperava, e nada de chegar a hora de comer.

Já estava ficando verde de fome!

Quando o cavalo cozinheiro saiu um pouquinho de dentro da cozinha, o Ratinho não aguentou:

– Vou dar só uma provadinha na beirada da panela, pegar só um pedacinho de carne do feijão, e ninguém vai notar nada...

Que bobo! A panela de feijão quente era muito perigosa, e o Ratinho guloso não devia ter subido lá: caiu dentro da panela de feijão, e nunca mais voltou.

Dona Baratinha ficou muito triste que seu casamento tenha acabado assim.

No dia seguinte, decidiu voltar à janela novamente e recomeçar a cantar, mas...

Desta vez iria prestar mais atenção em tudo o que era importante para ela, além do barulho, é claro!

– Quem quer casar com a Dona Baratinha, que tem fita no cabelo e dinheiro na caixinha?

FIM

3. Observe a figura e responda:

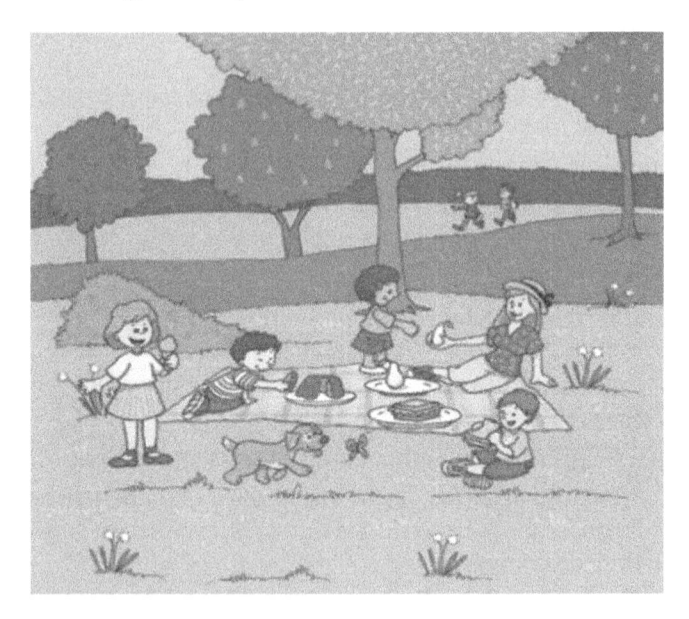

- Quantas pessoas tem na figura?
- Quantos animais tem na figura?
- Quantas frutas tem na figura?
- Quantas pessoas estão em pé?
- Quem está tomando sorvete?
- O que o menino sentado na grama está comendo?
- O que a mulher de chapéu está fazendo?
- Em que posição está o menino pegando o bolo?
- O que a menina tomando sorvete está sentindo?
- Aonde se passa essa cena?
- Porque eles foram passear ali?

OBSERVAÇÃO DE CENAS

4. Circule no texto o nome de cada figura e pinte-a de acordo com a cor pedida:

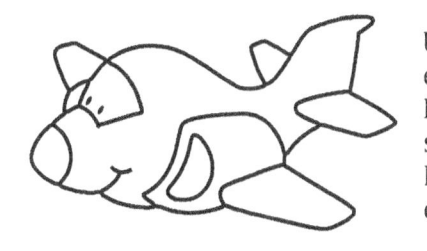

Um dia, eu estava olhando para o céu e vi um lindo avião azul voando.
Fiquei imaginando como seria legal se eu estivesse dentro daquele avião! Então decidi: vou falar para a mamãe comprar um avião desse para mim.

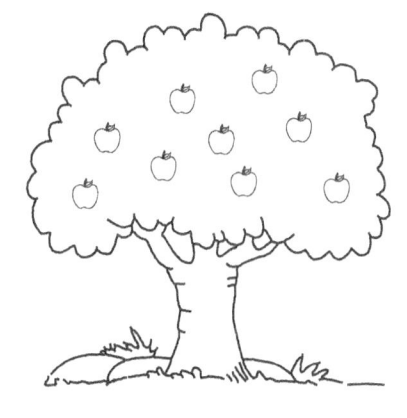

Eu gosto muito de subir nessa árvore! A minha árvore é muito verde, tem um troco marrom e dá um fruto vermelho, redondo e gostoso. Seu fruto se chama maçã e o nome da árvore é macieira.

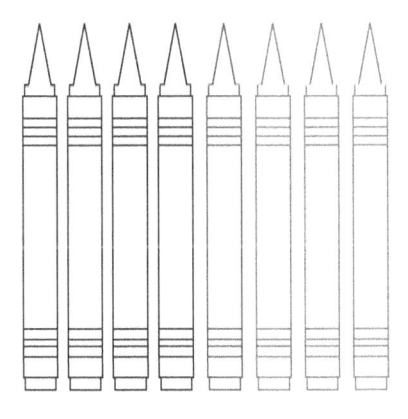

Ganhei de aniversário um estojo de lápis de cera. Gostei do meu presente porque pinto muitos desenhos. Meu estojo de lápis de cera veio com 8 cores: amarelo, verde, rosa, vermelho, azul, marrom, lilás e laranja.

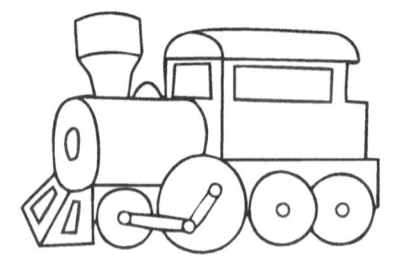

Fiz uma viagem com a minha família de trem. Nossa, como o trem faz barulho! Ele era preto e vermelho e andava muito rápido.

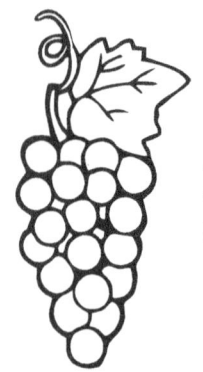

A uva é uma fruta muito saborosa. Prefiro as uvas verdes e que não tenham caroços. Tenho medo de engasgar. Acho que a uva é a minha segunda fruta preferida.

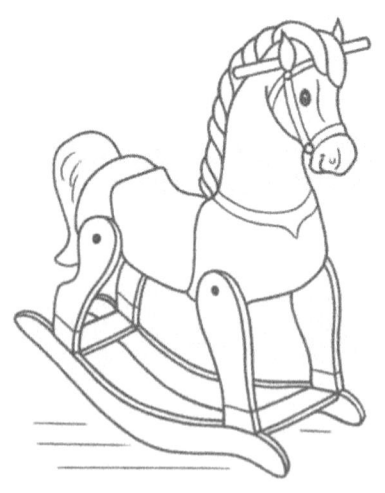

Olha que engraçado esse cavalo! Ele é um cavalo-balanço. Vai pra frente e pra trás e não sai do lugar. Meu cavalo é marrom, seu rabo é amarelo e sua manta é vermelha.

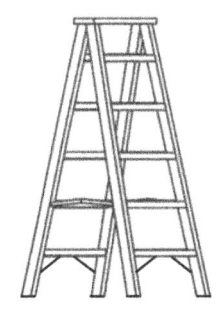

A escada serve para subir lá no alto. Na minha casa tem uma escada com 5 degraus e sua cor é cinza. Devemos ter cuidado para não cair!

5. Invente um passatempo para você fazer em dias de chuva. Pode desenhar ou colar uma figura.

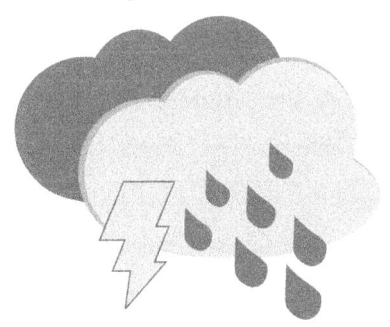

6. Invente um passatempo para você fazer em dias de sol. Pode desenhar ou colar uma figura.

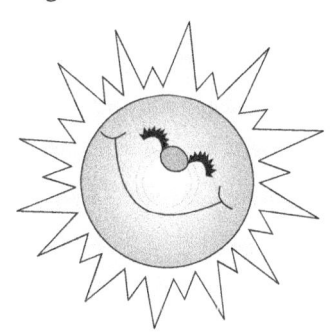

7. Coloque F ou V:

Meu irmão tem uma fazenda enorme e eu um sítio que não é tão enorme assim.

Temos nos 2 lugares cavalos e cisnes brancos. Mas na fazenda do meu irmão há outros tipos de aves e animais grandes.

No meu sítio faz mais calor durante o ano todo. Na fazenda a lareira fica muito acessa porque faz muito frio.

( ) Eu tenho uma fazenda e meu irmão um sítio pequeno.
( ) No meu sítio tem cavalos e cisnes brancos.
( ) Na fazenda do meu irmão faz calor o ano inteiro.
( ) Não posso acender a lareira no meu sítio.
( ) Meu irmão tem vários bichos em sua fazenda.
( ) Os nossos cisnes pretos são excelentes nadadores.
( ) Meu sítio é muito abafado.

Gabriel tem uma avó que é muito carinhosa.
Vovó botou um vestido preto e branco para ir até à casa de Gabriel.
Aí, quando ela chegou, Gabriel disse:

– Venham ver como a vovó está linda! Parece uma zebra!
Todos riram.
Vovó Ana não ficou zangada.

( ) A avó de Gabriel se chama Ana.
( ) Gabriel estava viajando quando vovó Ana chegou.
( ) Gabriel disse que vovó Ana ficou feia com seu vestido.
( ) Vovó Ana ficou muito zangada com o que Gabriel disse.
( ) Vovó Ana é muito carinhosa.
( ) A vovó de Gabriel estava vestida de zebra.

OBSERVAÇÃO DE CENAS | 177

8. Responda as perguntas de acordo com as figuras abaixo:

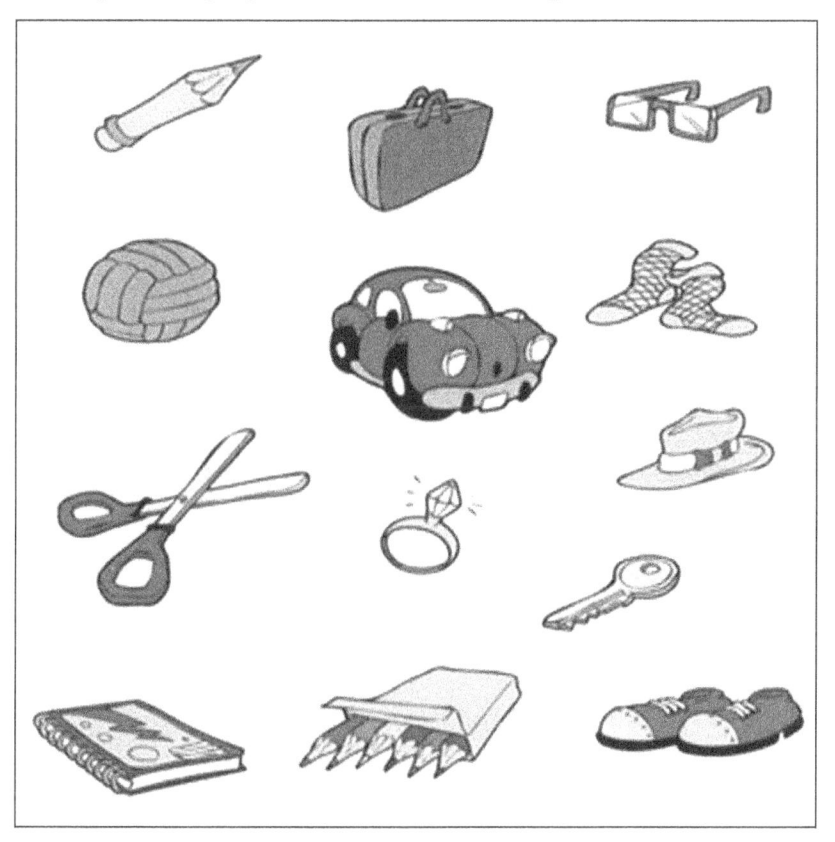

- Quais objetos usamos para colocar nos pés?
- Quais objetos usamos na escola?
- Qual objeto usamos para abrir uma casa?
- Qual objeto usamos para colocar nos dedos?
- Qual objeto usamos para enxergar melhor?
- Qual objeto usamos para escrever um bilhete?
- Qual objeto usamos para jogar?
- Qual objeto usamos para dirigir?
- Qual objeto usamos para colocar roupas para viajar?
- Qual objeto usamos para recortar gravuras?
- Qual objeto usamos para pintar?
- Quais objetos usamos para nos proteger do sol?

9 VERBOS DE AÇÃO

1. De acordo com as figuras de ação, descubra o verbo e faça uma frase para cada figura:

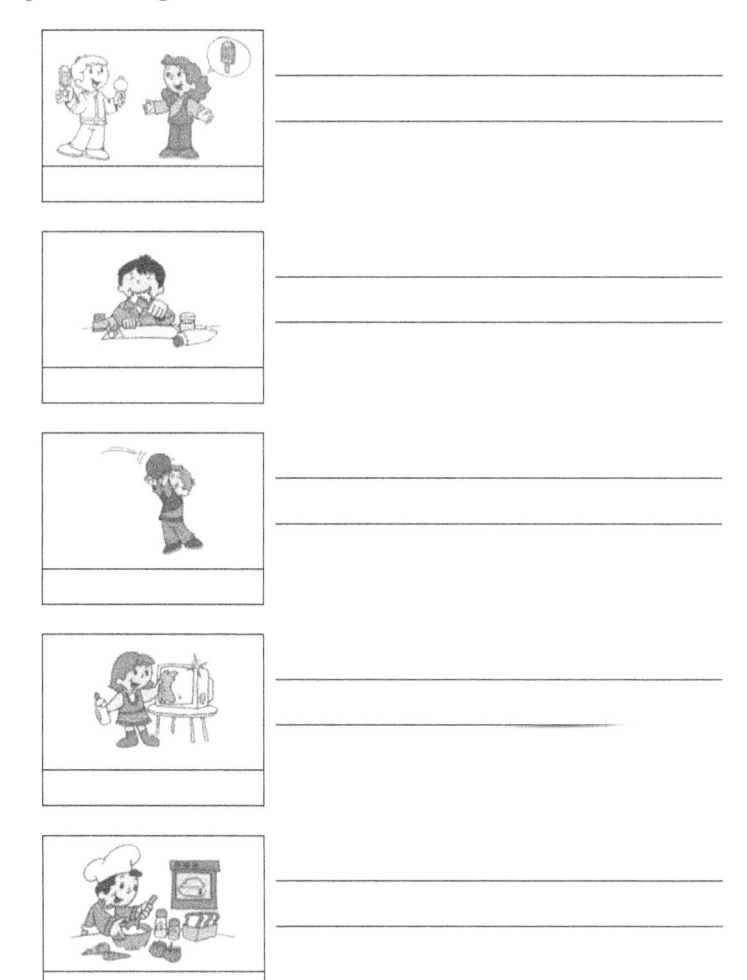

Capítulo 9

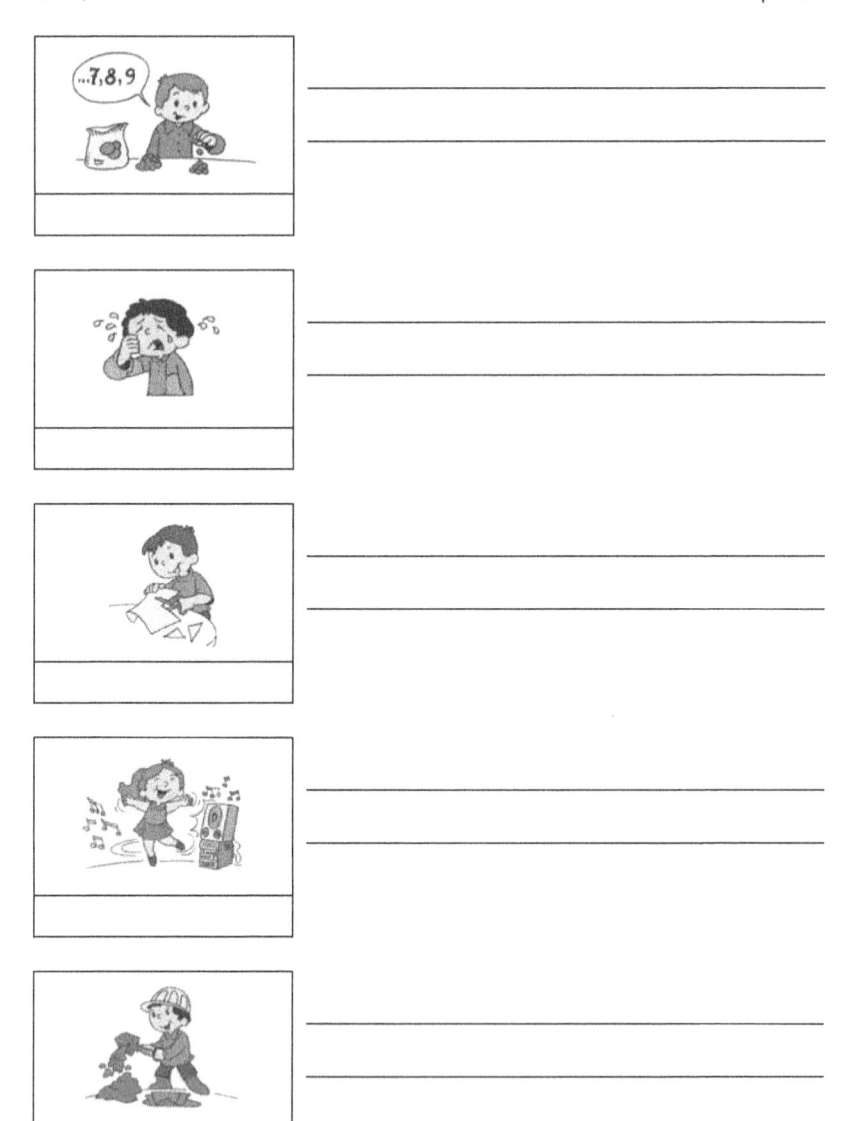

VERBOS DE AÇÃO

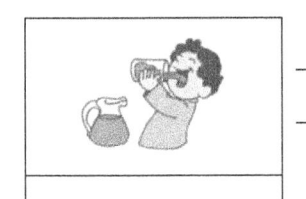

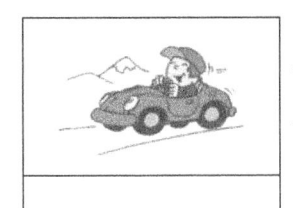

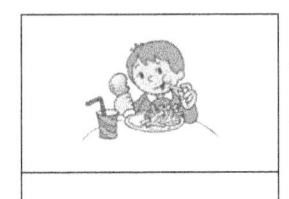

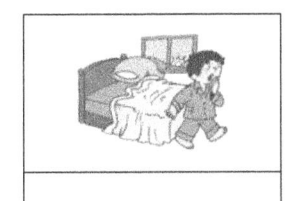

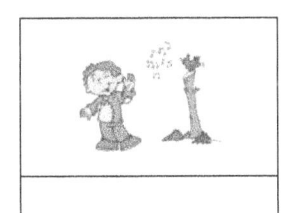

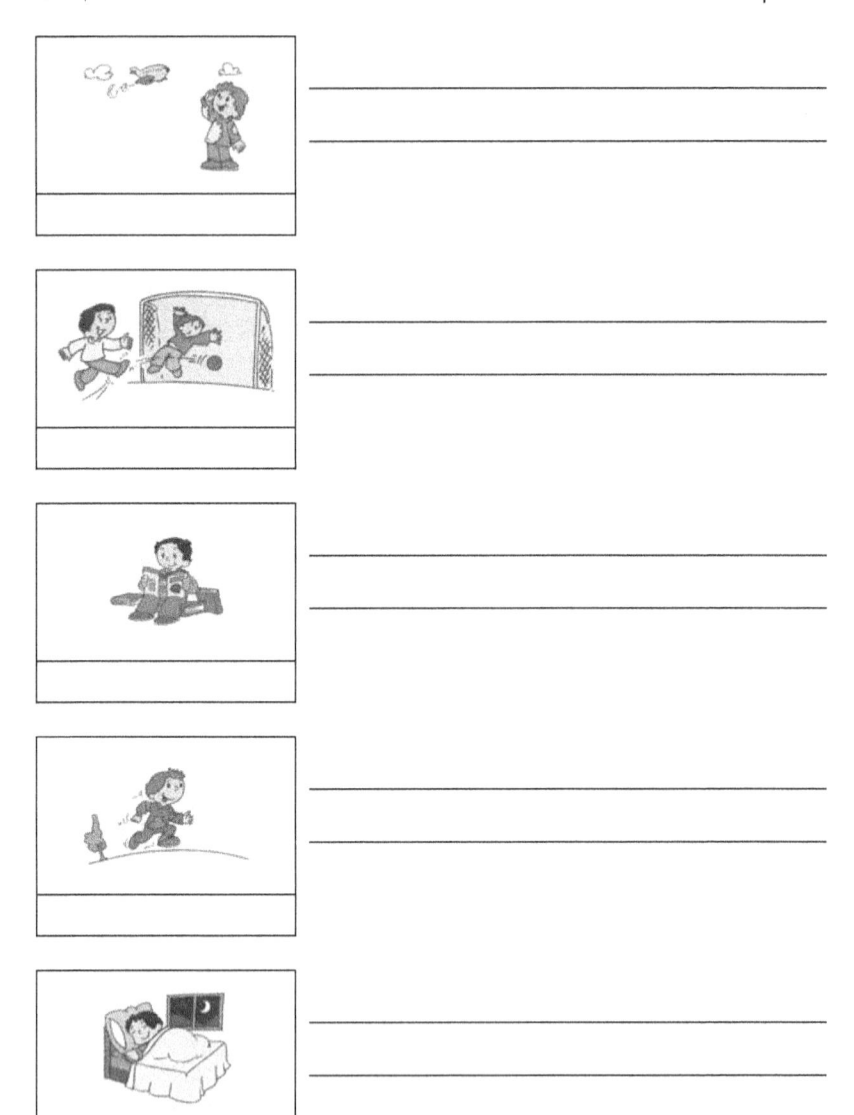

VERBOS DE AÇÃO | 183

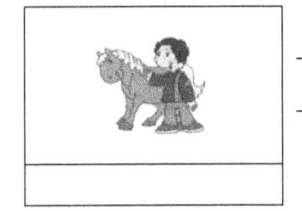

---

2. Qual a figura que mostra:

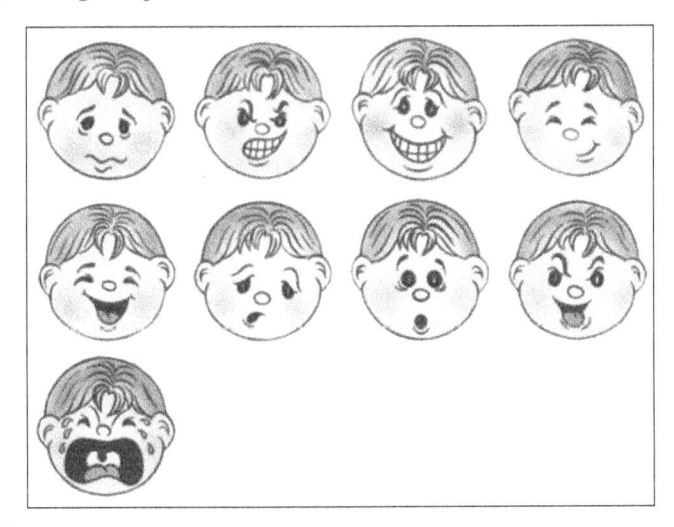

Medo?
Timidez?
Insegurança?
Felicidade?
Raiva?
Tristeza?
Choro?
Espanto?
Vergonha?

10 Opostos

Comente sobre os opostos e forme frases:

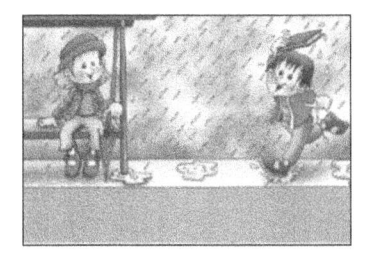

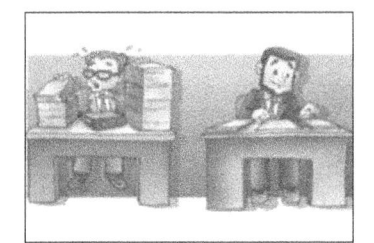

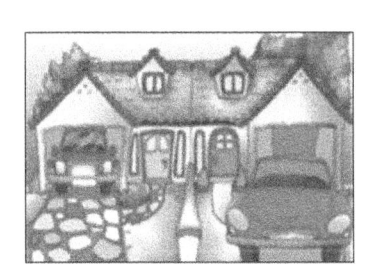

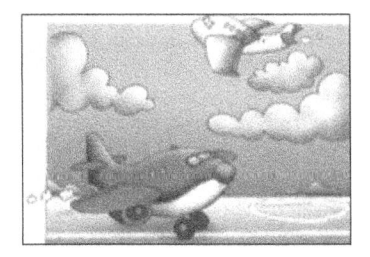

Capítulo 10

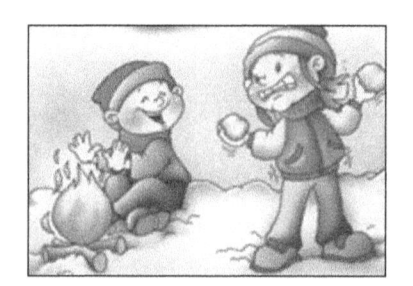

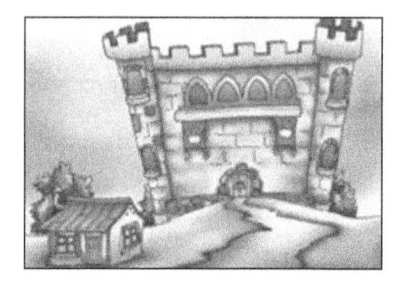

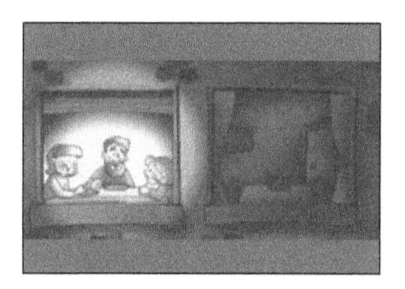

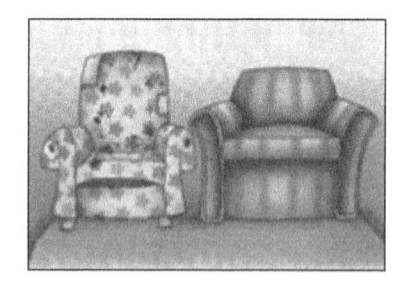

OPOSTOS | 187

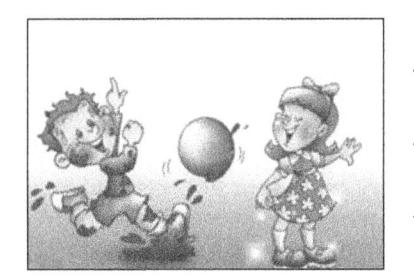

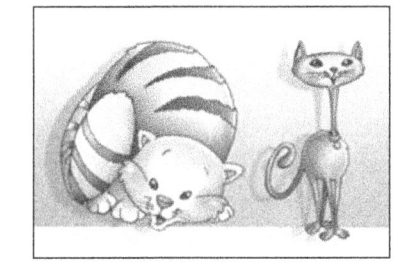

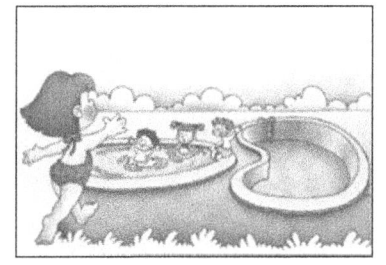

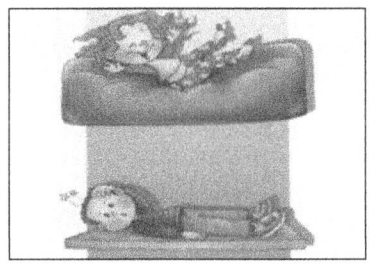

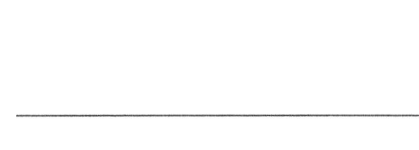

11

COMPLEMENTAÇÃO DE FRASES

1. Complete a expressão:
   - Alessandra fala como um _____
   - Gabriel é cabeça dura como uma _____
   - Minha avó é surda como uma _____
   - Ele é esperto como uma _____
   - A folha de papel é leve como uma _____
   - O vestido serviu como uma _____
   - Meu filho é doce como _____
   - Minha sogra é venenosa como uma _____
   - Eles vivem como cão e _____
   - Meu carro está sujo como um _____
   - Ele é lerdo como uma _____

2. Complete com o verbo adequado:
   - Uma história para boi _____
   - Um livro pra _____
   - Uma lição difícil de _____
   - Ela comprou carne para _____
   - Pedi um vinho para _____
   - Tenho dinheiro para _____
   - Vi uma casa para _____
   - Otávio riu para não _____
   - Neia sempre arruma sarna para se _____
   - Joana tem um dever para _____
   - Uma música romântica para se _____
   - Arrumei minhas malas para _____
   - O copo de vidro caiu e _____
   - Giovanna viu uma barata e começou a _____
   - Fomos na igreja para _____

3. Escreva as palavras no lugar dos desenhos:

O 🐵 come muitas bananas.

Fiz um suco de 🍊 .

Minha 🏠 ficou como nos meus sonhos.

Tomei uma ☕ de café com 🍪 .

Comprei uma 🎭 de carnaval para irmos ao baile.

Passamos o dia no parque jogando 🏸 .

A 📺 da casa da minha avó é muito antiga.

Dizem que o 🍀 é um amuleto de sorte.

O 🧒 é um mito do folclore brasileiro.

12 ABSURDOS

Comente sobre os absurdos encontrados nas figuras abaixo:

13 SERIAÇÃO

Complete as séries a seguir:

abcabcabc _____

pbpbpb _____

llmmllmm _____

dbdbdb _____

fvfvfvfv _____

mnmnmn _____

jgjgjgjg _____